轻松学中医丛书

U0293823

轻松学脉诊

QINGSONG XUE MAIZHEN

主编单位　浙江省江山市幸来特色医学研究所

主　编　周幸来　陈新华

副主编　周　举　周　绩　徐浩娟

编　者　（以姓氏笔画为序）

王　超	王新建	毛晓燕	刘笑蓝
许水莲	孙加水	孙向港	孙岩岩
陈建明	陈润成	陈新宝	汪衍光
汪澜骐	张太平	张汉彬	邵珍美
周幸冬	周幸图	周幸秋	周幸娜
周幸强	周林娟	周闽娟	郑安庆
施雄辉	姜子成	姜水芳	姜衰芳
姜娟萍	夏大顺	熊　凡	潘善余

摄绘图　周幸来

河南科学技术出版社

·郑州·

内容提要

本书为《轻松学中医丛书》之一,由中医特色诊疗专家编撰。全书由上、下两篇及附录组成。上篇详细介绍了脉诊基础知识,包括脉、脉象、脉诊的概念,脉诊原理,脉诊辨病,脉诊方法及脉诊入门的技术要点等;下篇详细介绍了各脏腑病症的脉象辨析;附录主要介绍了李时珍的《濒湖脉学》和现代李治民老先生的《脉学金口诀》。本书内容深入浅出、循序渐进、重点突出、图文并茂、易学易懂、易记易用,可使读者轻松地通过观察人的两手脉动变化情况,及时准确地测知人体疾病的演变过程,辨证开方用药以治疗疾病。本书适合基层中医师、中西医结合工作者及广大中医爱好者阅读参考。

图书在版编目(CIP)数据

轻松学脉诊/周幸来,陈新华主编. —郑州:河南科学技术出版社,2020.8

ISBN 978-7-5725-0016-9

Ⅰ.①轻… Ⅱ.①周… ②陈… Ⅲ.①脉诊-基本知识 Ⅳ.①R241.2

中国版本图书馆 CIP 数据核字(2020)第 118432 号

出版发行:河南科学技术出版社
　　　　　北京名医世纪文化传媒有限公司
　　　　　地址:北京市丰台区万丰路 316 号万开基地 B 座 1-115　邮编:100161
　　　　　电话:010-63863186　010-63863168

策划编辑:欣　逸
文字编辑:杨永岐
责任审读:周晓洲
责任校对:张　娟
封面设计:吴朝洪
版式设计:崔刚工作室
责任印制:陈震财
印　　刷:河南省环发印务有限公司
经　　销:全国新华书店、医学书店、网店
开　　本:850 mm×1168 mm　1/32　　印张:6.75　　字数:165 千字
版　　次:2020 年 8 月第 1 版　　2020 年 8 月第 1 次印刷
定　　价:28.00 元

前　言

　　脉诊,又称为"切脉",为中医切诊中之一种。三指诊脉几乎已成为老少皆知、家喻户晓的中医诊断学标志。脉诊与望诊、问诊、闻诊合称为"四诊",谓"四诊合参"也,共同构成一套非常完整的中医诊断范本。

　　脉诊,虽居于"四诊"之末,却是验证望、问、闻诊所取得的各项临床资料,进行综合分析,从而得出完整、准确诊断的重要依据。一位中医师,若不能精通脉理和病理脉象的演变规律,就不能熟练地运用中医辨证技巧,及时准确地测知疾病的演变过程。成书于2000多年前的中医经典名著《黄帝内经》就明确指出"微妙在脉,不可不察",充分肯定了脉诊在中医学中的作用和地位。

　　由于脉诊在中医诊断学中独特的作用和地位,历代医家皆对脉诊十分重视,古今中医脉学书浩如烟海,汗牛充栋,言脉论脉者更不胜枚举,但有些文字艰涩难懂,有些理论高深莫测,其精华论述更难阅其详,往往使初学者不知所云,无所适从。有感于此,为了继承和弘扬中医学丰富遗产,让广大基层中医工作者及中医爱好者能够较快地熟练掌握脉诊知识及技巧,我们本着"穷经笃理,撮其精要,脉证互参,遣药必效"的原则,编撰了《轻松学脉诊》一书。全书共分为上、下两篇及附录:上篇详细介绍了脉诊基础知识,包括脉、脉象、脉诊的概念,脉诊原理,脉诊如何辨病,脉诊方法及脉诊入门的技术要点等;下篇详细介绍了各脏腑病症的脉象辨析;附录介绍了李时珍的《濒湖脉学》,以及现代李治民老先生的《脉学金口诀》等。本书内容丰富、重点突出、图文并茂,并力求深入浅出、循序渐进、易学易懂、易记易用，希望能够成为基层中医师、中西医结合工作者及众多中医自学者、中医爱好者的一本有实用价值的参考书。

由于我们水平所限，书中可能有谬误、不妥之处，敬请医学前辈及广大同仁提出批评，以利再版时修正，我们将不胜感激。

周幸来　陈新华
2019 年冬　于凤林杏春书斋

目 录

上篇 脉诊概述

下篇　辨脉诊病

上篇　脉诊概述

第一章

脉、脉象、脉诊

一、脉

在我国古代,凡贯通之物、连络成为一体而有条理者,均称之为脉。如:山脉、水脉、地脉、经脉、血脉等。

这其中,血脉和经脉是必须弄清楚的两个不同概念。

血脉是人体运行血液的管道。

经脉是古代医家用"经"和"络"对全身经脉进行概括与分类的一种概念。

从古代文献的记载来看,经脉的含义多指"经"与"络"。古代医家创建经络学说以来,由于习惯的原因,常将"经"称为经脉,并将"络"称为络脉。比如"十二经"称为十二经脉,"十二经"的分支称为络脉。但是,"经络"与"血脉"是绝对不能相混淆在一起的。其区别是:血脉是人体运行血液的管道,是人体内客观存在的组织结构。"经"和"络"并不是人体生成的东西,而是古代医家创建的系统工具。

古代医家创建的经络学说,在中医学的各个领域有着不同的作用。它既可对脏腑组织器官进行概括与分类,也可对全身的血脉进行概括与分类,还可对病证及腧穴与药物进行概括与分类,并可借以阐释人体的生理功能与病理变化。

无论在中医学的哪个领域,经络都具有理论工具的性质。因此,古代文献有时将"经"称为经脉,但其实际意义是"经"而不是血脉。有时将归属于各经的血脉称为"经脉",但实际意义是

"血脉"而不是"经"。这是必须辨别清楚的,否则很容易混淆不清。

历史表明,古代医家对全身血脉进行概括-分类的方法,是用"经"和"络"对全身进行概括与分类的,这其中,"大而在里"的血脉称为"经脉",最为浅表的毛细血管称为孙脉或毛脉。

二、脉象

脉象是手指感觉脉搏动的形象,或称为脉动应指的形象。一般包括脉位的深浅,脉体的大小,脉的张力、频率、节律、幅度、流利程度、气势及有力无力等方面的变化。脉象的辨识主要依靠手指的感觉,因此,学习诊脉要多练指感。通过反复操练,细心体察,就可以对脉搏的部位、至数、力量和形态等方面,形成一个较为完整的指感。同时,亦必须加强理性的认识,只有从理论上掌握各种脉象的要素,再结合切脉的经验,才能较为清楚地识别各种不同的脉象。

三、脉诊

诊脉,又称切脉,是医生用手指切按患者的桡动脉,根据脉动应指的形象,以了解病情、辨别病证的一种诊察方法。

传统脉诊是依靠医者手指的灵敏触觉加以体验识别的。因此,学习脉诊既要熟悉脉学的基本知识,又要掌握切脉的基本技能,反复训练,仔细体会,才能逐步识别各种脉象,并有效地运用于临床。

诊脉,由开始的全面检查(包括经脉、络脉、经水、经筋、皮部等),而不是单纯的诊脉动,最主要的是包括色诊或与色诊有一定的交叉,逐步形成独立的诊脉动;由用各种方法诊脉动,如用十二经诊法、三部九候诊法、尺寸诊法等逐渐形成独诊寸口法,直至完成独诊寸口法,脉诊才形成一个专门的学科。

对此,可以认为经脉检查是脉诊的起源,多种诊脉方法所具的丰富多彩的内容是脉诊的形成过程,独取寸口则是脉诊在这一历史历程的完成阶段,至此脉的含义亦自血脉、经脉转化为指脉的跳动罢了。但是,尽管如此,它也只是通过经脉、血脉等,以直接或间接了解全身变化的一种诊察方法。

第二章

形成脉象的主要脏器与物质基础

一、形成脉象的主要脏器

心脏和脉是形成脉象的主要脏器。心脏搏动是生命活动的重要标记,也是形成脉象的动力。脉象的至数与心脏搏动的频率、节律相应,并受到气血运行的影响。心血和心阴是心脏生理活动的物质基础,心气和心阳被视作心脏的功能状态。心阳概括了心搏加强,心率加速,气血运行加快,精神情志兴奋等功能状态;心阴概括了心搏减弱,心率减慢和精神情志宁静、抑制等功能状态。当心气旺盛、血液充盈、心阴心阳调和时,心脏搏动的节奏和谐而有力,脉象和缓而从容,均匀而有力。相反,可出现脉象的过大或过小、过强或过弱、过速或过迟或节律失常等变化。同时心神不宁、情绪激动亦可引起脉象动数无序等变化。

脉为血之府,是气血运行的通道,心与脉在组织结构上相互衔接,形成了人体的血液循环系统,在功能上亦相互依存和协调,故称为"心之合"。

《灵枢·决气篇》言:脉的生理功能是"壅遏营气,令无所避"。说明了脉不仅是运行气血的必要通道,尚有约束和推进血流顺从脉道运行的作用,是气血周流不休,保持正常循行的重要条件。因此,脉的功能状态能直接影响脉象。

二、形成脉象的物质基础

气、血是构成人体组织和维持生命活动的基本物质,也是形成脉的物质基础。其对脉象的影响以气的作用最为重要，这是因为气属阳，血液的运行全赖于气的推动，脉的"壅遏营气"则有赖于气的固摄作用，心搏的强弱和节律亦有赖于气的调节。

具体来说，是宗气的"贯心脉而行血气"作用。

宗气聚于胸中，虚里（左乳下心尖部）搏动状况，可作为观察和判断宗气盛衰的一个重要标记。脉象与虚里搏动的变化往往是一致的，所以宗气的盛衰亦可在脉象上反映出来。气血不足，则脉象细弱或虚豁无力；气滞或血瘀，可出现脉象细涩不利；气盛血流薄疾，则脉多洪大滑数；阳气升腾则脉浮而大；气虚下陷则脉沉而细等。

三、其他脏器与脉象形成的关系

脉象的形成不仅与心、脉、气、血有关，同时与整体脏腑功能活动的关系亦非常密切。

肺主气，司呼吸。肺对脉的影响，首先体现在肺与心，以及气与血的功能联系上。由于气对血有运行、统藏、调摄等的作用，所以，肺的呼吸运行是主宰脉动的重要因素。在一般情况下，呼吸平缓则脉象徐和，呼吸加快则脉率亦随之急促起来；呼吸不已则脉动不止，呼吸停息则脉搏亦难以维持，因而前人亦将脉搏称为脉息。另一方面，"肺朝百脉"的功能将肺气与血脉紧密联系在一起。当呼吸均匀与深长时，脉象一般呈流利而盈实；呼吸急迫浅促或肺气壅滞呼吸困难时，脉象多呈细涩状态。总之，肺气对脉率、脉形都有很大的影响。

脾胃的功能是运化水谷精微物质，为气血生化之源，"后天之本"。气血的盛衰和水谷精微的多寡，表现为脉之"胃气"的多少。脉象中的"胃气"，在切脉时可以感知，主要在切脉的指下具有从容徐和与软滑的感觉。脉中的胃气虽可看作脾胃运化功能的反映，但实际上则更直接地反映了全身营养状况的优劣和能量的储备状况。所以，脉有胃气为平脉（健康人的脉象），胃气少为病脉，无胃气为死脉。临床上根据胃气的盛衰,可判断疾病预后的善恶情况,故又有"脉以胃气为本"之说。

肝藏血,即指肝有贮藏血液、调节血量的作用。肝主疏泄,使气血调畅,经脉通利,脏腑功能正常。肝的生理功能失调,可影响气血的正常运行,从而引起脉象的各种变化。肝失条达,脉道拘束,切脉指感则如按琴弦;肝阳上亢,血随气逆、脉象则弦大有力。

肾藏精,为元气之根,是脏腑功能的动力源泉,亦是全身阴阳的根本。肾气充盛则脉搏重按不绝,尺脉有力,是谓"有根"。若精血衰竭,虚阳浮越,则脉象变浮,重按不予应指,此属虚大中空的无根脉,提示阴阳离散、病情危笃。

总之,脉象是在全身各脏腑相互协调的作用下,血液在脉内循行过程中所表现出来的综合性反映。无论人体内脏中哪一个器官出现障碍,都会直接或间接地影响到血液的运行,血行的失常会敏感地反映到脉象的变化上来。因而,通过诊脉,可从脉象的细微变化察知相关脏腑所患的病证。所以常说,脉象是全身功能活动状态的综合性反应。此外,聚集于胸中的宗气能助心行血,能鼓舞心脏的搏动,推动血液在脉内运行,也是脉象形成不可缺少的重要因素。

第三章

脉诊的原理与诊脉辨病的临床意义

一、脉诊的基本原理

历代医家在长期临床实践中，很早就发现了"心主血脉"这一医学道理。认为血靠心气的推动沿脉道循环周身，内至脏腑经络，外达四肢百骸；脏腑之气也通过血液而输布全身。因此，脉象能反映机体阴阳、气血、经络的生理、病理变化情况。

临床上为什么"寸口脉"的变化能够诊断五脏六腑乃至全身的疾病？为什么脉诊对临床各科的"辨证施治"都有非常重要的意义？

这是因为，中医对疾病的诊断与治疗是一个独特的诊疗体系，古代医家所创建的经络学说，为中医的诊疗体系提供了世界观与方法论。

经络学说认为，"寸口脉"是"脉之大会"，是"五脏六腑之所终始"，隶属于手太阴肺经。手太阴肺经朝百脉，十二经乃至全身的气血皆流注于手太阴肺经而变见于"寸口"。况且，人体是一个统一的整体，任何疾病都可导致五脏六腑乃至全身阴阳、气血的变化。

因此，"寸口"脉的变化可诊断五脏六腑乃至全身的疾病，这是脉诊最基本的原理。

中医学的"辨证施治"，是在经络学说指导下开创的诊疗体系。独取寸口的诊脉方法，是"辨证施治"诊疗体系的组成部分，也是在经络学说指导下所开创的。所以，中医学的"辨证施治"和独取寸口的诊脉方法,其理论依据是同出一辙的。

中医学"辨证施治"的诊疗体系形成之后,取寸口脉法逐渐取代了其他脉法,成为独占医坛的诊脉方法。所以,2000多年以来,取寸口脉法成为"辨证施治"诊疗体系的重要组成部分。"辨证施治"的诊疗体系选择了独取寸口的诊脉方法,这是无可争辩的史实。辨证施治诊疗体系为取寸口脉法开辟了非常广阔的适用范围,这也是无可争辩的史实。

二、诊脉辨病与临床意义

脉诊是中医诊断学的重要组成部分。中医诊断学以望、闻、问、切为主要诊法,简称"四诊"。脉诊包括在"切诊"的范畴,属"四诊"之一。它虽居"四诊"之末位,但其诊断作用与意义却非常重要。

脉象的形成,既然和脏腑气血关系较为密切,那么,任何致病因素导致机体阴阳、脏腑、气血、经络发生病理性变化,血脉运行受到影响,则脉象就必然发生相应的变化,故通过诊察脉象,根据脉的部位、数律、形势等变化可判断疾病的病位和推断疾病的预后。正如《素问·脉要精微论》所说:"代则气衰(代脉为元气衰弱),细则气少(细脉为正气衰少),涩则心痛(涩脉为气滞血虚,主心痛之证)。"

(一)判断疾病的病位、性质和邪正盛衰

疾病的临床表现尽管十分复杂,但从病位的深浅来说,不在表即在里,而脉象的沉浮,常足以反映病位的深浅。脉浮,病位多在表;脉沉,病位多在里。咳嗽而脉浮,提示表邪夹内饮,以脉浮提示病邪在表;咳嗽而脉沉,提示病邪在中在里。可见,病证虽相同,但脉有浮沉,提示病位不同,而治疗方法则悬殊甚大。疾病的性质可分寒证与热证,脉象的迟数可反映疾病的性质,如迟脉多主寒证,《金匮要略·中风历节病脉证并治》说:"寸口脉迟而缓,迟则为寒,缓则为虚……"数脉多主热证,身有热则气血运行加

速,脉搏加快,即古人所说:"数则为热。"《素问·平人气象论》说:"人一呼脉三动,一吸脉三动而躁,尺热曰病温。"这就说明数脉多见于温热病,在病变过程中,邪正斗争的消长,产生虚实的脉理变化,而脉象的有力无力,能反映疾病的虚实证候。徐灵胎说:"虚实之要,莫逃于脉。"脉虚无力,为正气不足的虚证;脉实有力,为邪气亢盛的实证。脉的强弱还可辨明疾病的新久,新病正气未损,阳气有余,气血未伤,脉多强盛,且多为浮滑数脉;久病正气衰,脉多弱,且多为沉细弱脉。正如《素问·平人气象论》所说:"脉小弱以涩,谓之久病;脉浮滑而疾者,谓之新病。"

(二)推断疾病的进退预后

脉诊对于推断疾病的进退预后有一定的临床价值。如新病脉实,久病脉虚,属脉症相应,为顺,预后一般良好;新病见阴脉,久病见阳脉,属脉症不符,为逆证,预后多不良。久病脉见缓和,提示胃气见复,病退见愈之兆;久病气虚、虚劳,或失血、久泄而见洪脉,则多属邪盛正衰之危候。外感热病,热势渐退,脉象出现缓和,乃将愈之兆;若脉急数,人见烦躁,则属病进。又如战汗,汗出脉静,热退身凉,提示病退向愈;若脉急疾,人见烦躁者,则属病进之危候。正如《景岳全书·脉神章》所说:"欲察病之进退吉凶者,但当以胃气为主。察之之法,如今日尚和缓,明日更弦急,知邪气之愈进,邪愈进,则病愈甚矣。今日之弦急,明日稍和缓,知胃气之渐至,胃气至,则病渐轻矣。即如顷刻之间,初急后缓者,胃气之来也,初缓后急者,胃气之去也。此察邪进退之法也。"

必须指出,脉与病的关系非常复杂,在一般情况下,脉症是相应的,正如周学海所说:"有是病即有是脉。"但也有脉症不相应的特殊情况,故有"舍脉从症"或"舍症从脉"的说法,临床具体应用时,应做到"四诊合参",这样才能得出准确的诊断结果来。

(三)指导辨证用药

脉证合参明辨病机,对确定治则、辨证选方用药有着举足轻重的作用。《金匮要略·疮痈浸淫病脉证并治第十八》说:"肠痈者,少腹肿痞,按之痛如淋,小便自调,时时发热,自汗出,复恶寒,其脉迟紧者,脓未成,可下之当有血,脉浮数者脓已成不可下也,大黄牡丹汤主之。"以迟紧、浮数两种脉象的对比,推测肠痈成脓与否,确定治疗方法,在当今阑尾炎的非手术疗法治疗观察中,仍有参考意义。如《温病条辨·上焦篇》第二十九条曰:"手太阴暑温,或已经发汗,或未发汗,而汗不止,烦渴而喘。脉洪大有力者,白虎汤主之;脉洪大芤者,白虎加人参汤主之;……汗多脉散大,喘咳欲脱者,生脉散主之。"指出芤脉以至散脉是由温热迫津外泄,气随津脱,气阴耗竭的重笃征象,必须投以大剂量益气生津药物,才能固脱为安。《温病条辨·下焦篇》第十五条曰:"下后数日,热不退,或退不尽,口燥咽干,舌苔干黑,或金黄色,脉沉而有力者,调胃承气汤微和之;脉沉而细者,增液汤主之。"这里提示脉沉有力属里热实证,宜通脏腑才能泄热;脉沉细无力才为阴液已伤,虽有里热燥屎内积,则亦不宜强攻取快,宜施增水行舟之计,方可取扶正祛邪之功。

必须指出,脉与病的关系是十分复杂的,"有是病即有是脉"(《读医随笔》),脉象虽能作为临床疾病诊断的依据之一,但不能单凭脉象就做出诊断,必须全面检查,诸诊合参,才能对疾病做出切合实际的判断。

第四章

诊脉辨病的方法

一、准确确定脉诊的部位

关于脉诊的部位,古代文献记载有遍诊法、三部诊法和寸口诊法 3 种。

现代医家多采用"寸口诊法",诊脉的部位就是切按两手腕后桡动脉搏动处,因该处去鱼际仅有一寸,故名寸口。寸口分寸、关、尺三部。腕后高骨(桡骨茎突)处为关部,关前为寸部,关后为尺部(图 4-1)。两手各有寸、关、尺三部,共称六脉。寸、关、尺分候不同的脏腑;左寸候心、小肠,左关候肝、胆,左尺候肾、膀胱;右寸候肺、大肠,右关候脾、胃,右尺候肾、命门。然而,历代医家对寸、关、尺三部长度的见解并不一致。正如唐·杨玄操在《难经》注中所说:"寸关尺之位,诸家所撰,多不能同,故备而论之,以显其正。"皇甫士安脉诀曰:"以掌后三指为三部,一指之下为六分。三部凡一寸八分";华佗脉诀则曰:"寸尺位各八分,关位三分,合一寸九分";王叔和脉诀又曰:"三部之位,辄相距一寸,合为三寸。"唐·孙思邈认为:"凡人修短不同,其形各异,有尺寸分三关之法,从肘腕中横文至掌鱼际后文,却而十分之而入取九分,是为尺。从鱼际后文却还度十分之一,则是寸。寸十分之而入取九分之中,则寸口也,此处其骨自高。故云阴得尺内一寸,阳得寸内九分。从寸口入却行六分为关分,从关分又入行六分为尺分。"唐·杨玄操在注《难经》时以王叔和脉诀之说为正,王冰在注《黄帝内经素问》引用《三世脉法》一书时,也主张寸关尺各得 1 寸,"三世脉法,皆以三寸为寸关尺之分,故中外高下,气绪平均,则气口之脉而成寸也"。该说后世医家皆予赞同,"脉取三寸,三部各为一寸"。基本上成为医家之共识。

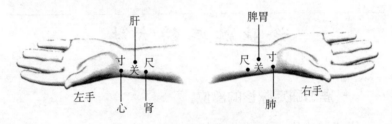

图4-1　脉诊寸、关、尺部分示意图

二、诊脉应遵循的方法步骤

诊脉除调神用指外,还有一些重要的原则与条件,必须给予足够的重视,且要切实遵守执行。因为这些都是前人经验的结晶,是正确进行诊脉的必要保证。察脉的方法和注意事项,主要是指察脉的时间、体位、指法等几个方面。

(一)诊脉的最佳时间

诊脉时间,以清晨(古人称平旦)为佳,因为脉的搏动与气血的动静有着密切的关系,且随饮食、运动、情感的变化而发生改变。清晨患者体内环境较为安定,气血平和,其脉象最为标准,且容易反映脏腑、气血的病脉。所以《素问·脉要精微论》指出:"诊法常以平旦,阴气未动,阳气未散,饮食未进,经脉未盛,络脉调匀,气血未乱,故乃诊有过之脉。"又据人体营卫运行规律是昼夜循行五十度,并于平旦时大会于此,且兼肺朝百脉,独会于太渊,故于平旦按持寸口,可了解五脏六腑之异常。因而张仲景又说:"平旦者,阴阳之交也,凡人身营卫之气,一昼一夜,五十周于身,昼则行于阳分,夜则行于阴分,迨至平旦,气皆会于寸口……故诊法当于平旦初寤之时。"平旦诊脉,对于一般患者难以做到,特别是门诊、急诊的患者，要及时诊疗，就不能拘泥于平旦，正如汪机所说："若遇有病，则随时皆可以诊，不必以平旦为拘也。"但必须要让患者在比较安静的环境里休息片刻，以减少各种因素的干扰。饮食之后谷气充盈，气血流畅，脉多滑利；饮食不节，则脉忽迟忽数而不定，一般在食毕后 1 小时之后再行切脉才能诊察到真实的脉象。

　　每次诊脉的时间，至少应该在 1 分钟以上，3 分钟为宜。古人认为，气血一昼夜可运行 50 周，故诊脉时至少应候 50 动。50 动无不应，说明五脏功能健全，精气充足。若 50 动内有不应者，是五脏功能失于常态的表现。若 40 动中有 1 次歇止，表明一个内脏功能不正常。故《灵枢·根结篇》说："五十动不一代者，五脏皆受气，四十动一代者，一脏无气。"张仲景曾批评当时的医生按脉时草率行事，他说："动数发息，不满五十，短期未知决诊，九候曾无仿佛……夫欲视死别生，实为难矣。"其实五十动尚不足以候五脏之气，只是要求诊脉要有耐心，要有充分时间。一则有利于仔细辨别脉象的节律变化，观察结代脉（不同类型的心律失常）的出现频率，推测内脏病变的状况。再则切脉时间长短，脉象指感可能有所不同，如初按软弱，久按反硬为邪实，初速后缓为气滞，初缓后速为郁火，这种动态比较的观察方法，多在耐心中感知。

　　（二）诊脉的最佳体位

　　诊脉体位是指诊脉时患者的体位和姿势。正确的体位可减少干扰因素和操作时的误差。

　　1. **坐位时的姿势**　一般患者采用坐位。患者坐在医生对面为正坐位（图 4-2），坐在医生旁边为侧坐位。诊脉时患者自然伸展前臂，与心脏保持在同一水平。将手表、手镯等饰物摘去，将过紧的袖口打开，手腕下垫一脉枕，使腕部充分显露且固定不动，手掌向上，手指微微弯曲，使肢体完全放松。如正坐位时，患者可同时伸出双手臂，医生用右手切患者左寸口脉，以左手切患者寸口脉，仔细体察指下每一部位的脉象特点，同时比较左右两手的脉象情况;取侧坐位时,医生用接近患者一侧的手指切脉,但患者要注意调整体位,使手臂保持向前平举,使气血畅通,防止因肢体扭曲而影响脉气。

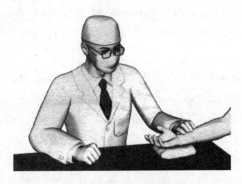

图 4-2 正坐位诊脉示意图

2. 卧位时的姿势(图 4-3) 当患者卧床休息或病情较重、体质虚弱时,医生可在床边切脉,患者应取平卧位,手臂自然伸展,离体约 30°,仰掌或立掌均可。医生亦可用挽指法切脉。如为侧卧位,下面的手臂受压,或上臂扭曲,或上臂过高、过低等,与心脏

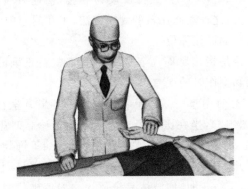

图 4-3 平卧位诊脉示意图

不在同一个水平面时,都可影响气血的运行,使脉象失真。《医存》曰:"病者侧卧,则在下之臂被压,而脉不能行;若覆其手,则腕扭而脉行不利;若低其手,则血下注而脉滞;若举其手,则气上蹿而脉弛;若身覆,则气压而脉困;身若动,则气扰而脉忙。故病轻者,宜正坐,直腕、仰掌;病重者,宜正卧,直腕、仰掌,乃可诊脉。"

(三)诊脉的指法

诊脉指法是指医生手指在诊脉时所采取的必要的操作方法。正确运用指法可获取较为丰富的脉象信息。诊脉指法包括下指、排指、调指、用指、运指等一系列的操作方法。

1. 下指　又称"布指"。诊脉时,先让患者取正坐位或仰卧位,平臂仰掌后,医生用左手诊患者的右手,以右手诊患者的左手,或者医生不换手,单用左手或右手。诊患者两手之脉,医生下指时,先以中指探得高骨(桡骨茎突),其内侧即为关脉,按定后,再用示(食)指按于关部前以取寸部,然后用环(无名)指按于关部后以察尺部(图 4-4)。正如《活人书》所说:"凡初下指,先以中指端按得关位,掌后高骨为关,乃齐下前后两指,为三部脉。前指,寸部也,后指,尺部也。"(图 4-2－图 4-4 引自《图解中医脉诊入门》)

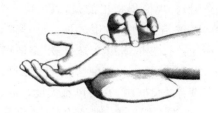

图 4-4　脉诊中指定位示意图

2. 排指　由于患者上臂长短不同,故寸口三部亦有长短之分,这就要求医生下指后,根据患者上臂的长短情况,来进行排指,以分候寸、关、尺三部。凡患者上臂较长,则三部亦阔,医生的三指亦应随之而略疏;凡患者上臂较短,则三部亦密,医生所布的三指亦应随之而略密;患者身材中等,则排指应不疏不密,适乎其中即可。所以滑寿在《诊家枢要》中说:"人臂长则疏下指,臂短则密下指。"

3. 调指 在寻得寸口,定好三部后,就要进行调指。这是因为人的示(食)指、中指、环(无名)指是参差不齐的,其中中指较长,示(食)指和环(无名)指稍短。诊脉时,必须将中指略为屈弯,使三指平齐,节节相对。正如卢子由在《学古诊则》所说的那样:"人之三指,参差不齐,必使指头齐平,节节相对,方可按脉。"以此保证三指的运动协调灵活,力度均匀。

4. 用指 由于示(食)、中、环(无名)三指的皮肉厚薄不匀,致使感觉的灵敏度也不相同,感觉最为灵敏的部位,在指端皮肉凸起最高处,古人将此称为"指目"。用以比喻其能像眼睛一样,敏锐地感知脉象任何细微的变化。正如卢子由《学古诊则》中所说:"指端棱起如线者,名指目。不啻目的视物,大小咸能察焉。"

5. 运指 所谓的运指,就是指医生布指后,必须运用三指的灵活活动和指腹的感觉进行举、按、寻、推、竞等来探测脉位,脉形的变化,以了解脏腑的病变、气血的虚实(运指的具体指法将在下面做较详细的介绍)。现值得指出的是,医生应经常注意修剪指甲,使其长短适中,光滑圆润。指甲过长,一则影响指端的运用,正如卢子由批评的:"每见惜指甲之修长,用指厚肉分,或指节之下,以凭诊视者,真不谛,目生颈腋脾胁间矣。"二则,用力诊脉时,指甲有可能切入患者的尺肤中,有伤风雅大度。故李延罡说:"爪甲不可养长,长则指头不能取齐,难于诊脉,且沉取之时,爪长则按处必有深痕,在于闺阁尤为不便。"

(1)常用运指手法

①举法:医生的手指运用较轻的力道,按在寸口部脉搏搏动的部位(按至皮下),以体察脉象情况,称为"举"法。用举法取脉,亦称"浮取"或"轻取"(图4-5)。

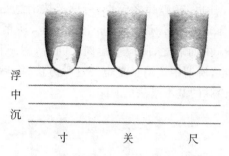

举法：用轻指力按在皮肤上

图 4-5　运指举法示意图

②按法：医生手指用力较重，甚至按至筋骨以体察脉象情况。用"按"的指法取脉，称为"沉取"或"重取"（图 4-6）。

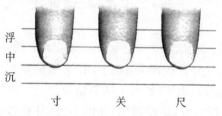

按法：用重指力按在筋骨上

图 4-6　运指按法示意图

③中取法：中取的指法居于举与按两种指法之间，即医生手指用力适中（按至肌肉）以体察脉象情况。

④寻法：寻为寻找的意思，医生用手指从轻至重，从重到轻，左右推寻，或在寸、关、尺三部和鸡啄式换指（指指交替，节奏轻快），仔细寻找脉搏最明显的部位，或调节最适当的指力。《脉诀刊误》则以用力轻重、简而约之为三部，其曰："轻手取之曰举，重手取之曰按，不轻不重，委曲求之曰寻。初持脉轻手候之，脉见皮

肤间者,阳也,腑也,亦心肺之应也,所谓浮按消息是也。重手取之,脉附于肉下者,阴也,藏也,亦肝肾之应也,所谓沉按消息是也。不轻不重,中而取之,脉应于血肉之间者,阴阳相适,中和之应,脾胃之候也,所谓中按消息是也。"这种方法,为后世医家所通用,成为今日诊脉的基本指法(图4-7)。

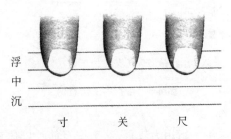

寻法:指力不轻不重仔细寻求

图4-7　运指寻法示意图

⑤推法:推为推动、推移的意思。指目对准脉脊后,顺应脉搏的动势,左右、内外微微推动,进一步体会脉体大小、动静,以了解脉力变化和趋势。正如《素问·脉要精微论》所说:"推而外之,内而不外,有心腹积也;推而内之,外而不内,身有热也;推而上之,上而不下,腰足清也;推而下之,下面不上,头颈痛也。按之至骨,脉气少者,腰脊痛而身有痹也。"提示通过推寻法可体会脉象的动态特征,进一步了解脏腑、气血的状况。

⑥循法:即用指目沿脉道的轴向上下,指指相移,体会脉动应指范围的长短、脉搏来势的虚实情况。

⑦总按法:是指用三指同时用力诊脉的方法。从总体上辨别寸、关、尺三部和左右两手的脉象,并可比较两手在浮取、中取和沉取时的脉象形态。总按时一般三指用力均匀,但亦有三部用力不一致的方法。

⑧俯法:三指由寸至尺渐举(指力减轻),由尺至寸渐按(指力

加重),称为"俯法"。

⑨仰法:三指由寸至尺渐按,由尺至寸渐举,称为"仰法"。俯、仰这两种指法可使医生用不同的指力,即在不同的脉位,取得三部最佳脉象,比较三部脉象的大小、强弱、虚实。以获得更多的脉象信息。

⑩单按法:用一个指头诊察一部脉象的方法,称为"单按法"。主要是在总按法的基础上,进一步分别了解寸、关、尺各部脉象的形态特征情况。

⑪操法:操是把持的意思。切脉时,手指在某一脉位停留维持瞬息,静心体会脉象的情况,称为"操法"。

⑫纵法:按到脉后,举指放逸的动作,称为"纵法"。举而复按,按而复举,抑扬反复,交替印证脉象的情况,称为"操纵"。操纵指法的运用,可较为全面地了解脉气的虚与实,有根抑或无根。

(2)辅助运指手法:在某些特殊情况下,以上常用的运指手法尚不能适应诊脉,因此,在临床上又将运用侧、挽、辗转等辅助运指手法。

①侧指法:用于寸口部有外伤、血管畸形或骨肉不平时,亦即将手指偏于某一侧,称为"侧指法"。

②挽指法:当患者不能平臂,而侧置前臂时,医生可托手挽指进行切脉,称为"挽指法"。

③辗转法:用一指左右倾斜以体会指下及其左右的脉形,延长指间范围。如对幼儿切脉时,一指定三关,即用拇指切脉,并左右辗转,以体会寸关的脉动情况。

6. 平气息　所谓平者,调匀之谓。一呼一吸之谓息。察脉时,医生先要调匀呼吸,使呼吸自然、均匀,用一呼一吸作为计算患者脉率至数的时间单位。此所谓"常以不病调患者,医不病,故为患者平息以调之为法"(《素问·平人气象论》)。此外,平息的意义还在于医生在调匀呼吸时,有助于思想集中。可见,平息的意义,一是以息计数;二是使医生心绪宁静,全神贯注。

三、诊脉应掌握的要领

(一)从脉象的胃、神、根辨别脉的"常"与"变"

诊脉时,诊者首先要熟知正常脉象,才能进一步辨别异常脉象。并在诊视疾病时,不仅要辨明病因、病位、病机,且还必须了解患者正气的盛衰进退情况,以判断疾病的预后。健康人的脉象,以及患者脉中正气的反映,归根结底就是胃气、神气、根气(图4-8)。这种切脉首先要审察正气的方法,为历代医家所推崇,将其列为诊脉要领之首。正如程钟龄所说:"脉有要诀,胃神根三字而已。"

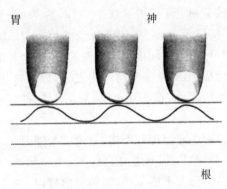

图 4-8　脉的胃、神、根示意图

1. 从脉象的"胃"辨别脉的"常"与"变"　中医学认为,胃为后天之本,扬程生化之源。胃气旺盛,则脉道充盈,人体亦充满生机。《黄帝内经》说:"有胃则生,无胃则死。"可见胃气对人体生命活动的正常存在有着决定性的作用。综合历代的有关论述,脉有胃气必须具备以下几个特点。

(1)脉来从容和缓:许多医家根据《黄帝内经》的"谷气来,徐而和",认为脉来和缓就是有胃气。另外,缓不仅是胃气的象征,而且也是辨别其他脉象的标准。如《三指禅》曰:"将缓字口诵之,心维之,手摩之,反复详玩,久久缓归指上,以此权度诸脉,了如指掌。"

(2)脉应四时而动:人与天地相应,胃气亦随天地之间阴阳之气的变化而变化。一般春季微弦,夏季微洪,秋季微浮,冬季微沉。脉的这种对自然的适应能力,就是有胃气的表现。凡是这一变化的太过或不及,皆为疾病及胃气衰弱的表现。脉应四时而变的现象,一方面说明了胃气的充沛;同时由于脉弦洪浮沉,为五脏之气应时而旺的表现,因而在另一方面又说明胃气是五脏之气的综合性表现。

正如张景岳所说:"胃气即人之阳气,阳气衰则胃气弱,阳气败则胃气败,此即死生之大本也。所谓凡阳有五者,即五脏之阳也,五脏之气必互相灌濡,故五脏之中必各兼五气,所谓二十五阳也。是可见无往而非阳气,亦无往而非胃气。无胃气,即真脏独见,故曰死。"(图4-9)

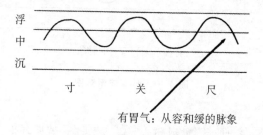

有胃气:从容和缓的脉象

图4-9 脉有胃气示意图

2. 从脉象的"神"辨别脉的"常"与"变" 神从广义而论,是人体生命活动的一种表现,所谓:"得神者昌,失神者亡。"具体到诊脉,则脉中亦贵有神。正如张景岳所说:"善为脉者,贵在察神,不在察形。察形者,形千形万不得其要,察神者,惟一惟精,独见其真也。"可见诊脉时,于脉中求神,亦是不可忽视的要领之一。历来对脉中之神的认识有如下几种。

(1)胃气即神:有胃气就是脉中有神。

(2)脉有力为神:不少医家皆以有力为神,但也有一些医家持有异议。对此,李东垣说:"脉之不病,其神不言当自有也。"只是这段话为一些医家所忽略。若在病脉之中,以有力为有神,也有一定的参考价值。

(3)至数匀齐有神:陈士铎曾将神分为三等,其中至数匀齐是首要的标志。脉若见结促代止,叁伍不调,甚至见十怪脉,都属于无神。

总之,脉有神就是有胃气。在疾病状态下,还可从有力无力,至数匀齐与否中辨神之衰旺。近人时逸人曾将脉有神概括为形体柔和,来去从容,来去如一,应指有力四端。并说"四项同时见之,方得谓之有神。"实谓要言不烦(图4-10)。

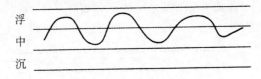

有神:柔和有力的脉象

图4-10 脉有神示意图

3.从脉象的"根"辨别脉的"常"与"变" 脉贯有根这一思想,在《难经》时期就已经明确提出来了。《难经》说:"上部无脉,下部有脉。虽困无能为害,夫脉之有根,尤树之有根,枝叶虽枯槁,根本将自生。"

脉之有根与否,是肾中元气盛衰的重要标志。

后世医家认为,脉根有二:一为尺部,二为沉候。正如《医宗必读》所说:"两尺为肾部,沉候之六脉皆肾也。然两尺之无根与沉取之无根。总之,肾水绝也。"另外,也有部分医家认为,男女之根脉应有所区别,如《医学入门》所说:"男子以右尺为根,女子以左尺为根。"然而,不论怎样区别,仍然是以尺脉为根的(图4-11)。

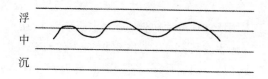

有根：尺部沉取有力的脉象

图 4-11　脉有根示意图

　　需要指出的是,临床经常可见尺脉欲绝之患者,并非根本之败,而仅仅是肾气衰弱或邪气阻遏等证。

　　近人张琪明确指出:"如下焦邪实壅阻之症,多尺脉不见,不能骤然认为无根,迨邪气去则脉自出。在妇科中,亦有寒气内结胞宫,而尺部无脉者,寒湿得湿化则脉自出。"因此,脉根与胃气相比,远不如胃气更为重要。《医学准绳六要》歌曰:"尺中弱甚似无根,脾胃与今脉尚存,大脏色黄犹进食,斯人终不赴幽冥。"当然,若脉沉候全无,举之浮存,在久病重病之人,绝非吉兆,多是正气衰竭的表现。可见脉根之有无,在脉诊之中仍有重要的意义。

　　脉贵有胃、有神、有根,三者是密不可分的,且以胃气为统帅,胃气存则神与根自然存在,无论脉象怎样变化,只要见到从容和缓,匀齐有力,就是有胃、有神、有根的了。

(二)诊脉"六字诀"

　　《诊家枢要》提出:"察脉须识上下来去至止六字。上者为阳,来者为阳,至者为阳;下者为阴,去者为阴,止者为阴。上者自尺部上于寸口,阳生于阴也;下者自寸口下于尺部,明生于阳也。来者自骨肉之分,出于皮肤之际,气之升也;去者自皮肤之际,还于骨肉之分,气之降也。应曰至,去曰止。"这里的上下来去至止六字,将脉象的千变万化概括无遗,成为诊脉时简易而颇切实用的方法。所以,后世医家称之为"六字诀";《辨脉指南》称其为"脉中之神机";《景岳全书》则称为"诊家之纲领"。

上指寸,下指尺。在一般情况下,虽然男子尺脉较沉,女子尺脉较盛,然而阴阳经根,尺寸协调,其大小强弱维持在一个适当的水平面上。一旦寸或尺某一部,出现偏盛或偏衰失调情况,则说明阴阳平衡被打乱。例如尺弱寸强,则会出现阳浮阴弱或上盛下衰的病证;而寸弱尺强,则说明邪入下焦,或相火亢盛。

来、去与至、止,都是针对脉搏搏动提出来的,脉搏的由内向外跳起为来,由外返内落下去为去,其来去应该从容,力量应该均匀。来而有力,去而无力则为阳盛,来而无力、去而艰涩则为阳衰。脉来为至,脉去为止,至与止应交替而有节奏地出现,也就是至数匀齐,这样则阴阳协调。相反,节奏的任何失常都标志着阴阳的失调。

另外,张景岳将"至止"二字理解为医者当知疾病之终始,而举止有方,则是从《黄帝内经》中思入,可谓触类旁通,胜人一筹,亦值得我们参考。

(三)诊脉"察独"

诊脉时要善于抓住独变的脉象这一方法,首见于《黄帝内经》。《素问·三部九候论》曰:"察九候,独小者病,独大者病,独疾者病,独热者病,独寒者病,独陷下者病。"这虽然是在论述遍身诊法的法则,然而却早已渗透到独取寸口的诊法之中了。张仲景对此则推崇备至,他认为"此独字,即医中精一之义,诊家纲领莫切于此"。

在正常情况下,两手六部脉的至数与力度处于相互平衡与协调状态。如果某一部脉出现了异常的变化,则标志着该部所主的脏腑经脉发生了病变,注意体察这种异常变化,也是诊脉时切实可行的方法。

"独"有二层意思:其一,一部之脉异于其余各部;其二,脉体独变。正常时,六脉从容和缓而胃气充沛,若见弦、数、涩、滑等脉时,则为独见之病脉。

另外,独有真假之辨。所以,察独之时,首先应排除体质因素的干扰,诸如男女有别,老少不同等,皆属于正常差异,不可作独处藏邪论。

善于察独者,必须具有真知灼见,察独虽为至简,但欲得真见亦绝非易事,诊者当仔细揣摩,认真体会,才有成果。

(四)人迎气口诊法

人迎气口诊法与《黄帝内经》中的喉手相应诊法不同,它源于《脉经·脉法赞》。《脉经·脉法赞》说:"关前一分,人命之主,左曰人迎,右曰气口。"

该法是以寸口脉的关前一分之处分别称为人迎与气口。并仿《黄帝内经》"寸口主中,人迎主外"之意,以左之人迎诊外感之脉变,以右之气口诊内伤之脉变。该法自李东垣倡用之后大行于世,对脉诊产生了很大的影响,也随之带来了许多的争议。

该法之要点,可认为是左右对比法,以其左主诊候外感,其右主诊候内伤。正如李东垣所说:"外感风寒皆有余之证,是从前客邪来也,其病必见于左手,左手主表,……内伤饮食及劳逸不节,皆不足之病也,必见于右手,右手主里。"

从实用意义方面来看,虽不可绝对地以左、右手区别外感与内伤,但临诊时,则常可见及左右两脉出现大小强弱不等的情况,这无疑是传达了身体内部病变的信息,对此认真进行体察与分析,对于疾病的诊断会有相当帮助。如《王氏医存》中就有关于"左右强弱主病"的论述,并指出:"凡左脉弱,右脉强,主汗多,遗精,肝郁等证;右脉弱,左脉强,主易怒,腹痛及误服补火丸散,必生肝热、滑精诸证。右脉盛,左手无脉,主痰结,气虚。左脉盛,右手无脉,主食滞,肝郁。"此乃临诊心得之总结,千万不可忽视。而在清人医案中,这种左右对比诊法的运用,更比比皆是,其心得体会充溢于字里行间。

(五)位数形势

"位数形势"是清·周学海提出来的一种脉诊方法,他认为脉象所有变化都在这四者当中,故他曰:"脉有四种,位数形势而已。"并对其做了具体的阐释:"位者,浮沉尺寸也;数者,迟数结促也;形者,长短广狭厚薄粗细刚柔,犹算学家之有线而体也;势者,敛舒伸宿进退起伏之有盛衰也。势因形显,敛舒成形于广狭,伸缩成形于长短,进退成形于前后,起伏成形于高下,而盛衰则贯穿于诸势之中,以为纲领者也。此所谓脉之四种也。"他还说:"曰举按,以诊高深也;曰上下,以诊短长也……"

该脉诊方法,不仅可执简驭繁地归类脉象的各种变化,而且还可说明指法的具体运用。用举按以诊浮沉之位。用上下以诊寸尺之位,用推寻可察脉形,分别初久单总,可察脉数,而脉势之审察始终贯穿于诸法之中。

近些年来,有一些学者在四字的基础上,又增一"律"字,以提示诊脉时要注意脉动匀齐与否。其实,此举无甚必要,因为其数之中已包含有此意矣。

临床上将位数形势看作4个相互衔接的脉诊步骤,则确有其实用价值。亦即诊脉时,先定位,以分寸关尺,浮中沉;然后数息,以定迟数结代;接着辨形,以定大小弦滑等;最后审势,以区别虚实盛衰,阴阳进退,此可作为临诊时参考。

(六)区别"阴阳顺逆"

《黄帝内经》早就指出:"善诊者,察色按脉,先别阴阳。"由此可见把握好阴阳进退顺逆,早已成为诊脉的重要法则。所谓"先别阴阳",其中既包含着正气盛衰之势的变化,又包含着具体的病变情况。而这两方面的情况,都可用前述诸法进行诊察。例如,胃神根、六字诀、位数形势等,无一不是以辨别阴阳顺逆为宗旨的。

另外,《伤寒论·辨脉法》所提出的"凡在浮数而动滑,此名阳也;脉沉涩弱弦微,此名阴也",开了"阴阳顺逆法"具体应用之先河。清·柯琴对此有详细的论述与分析,并在此基础上提出了"脉有对看法,有正看法,有反看法,有平看法,有侧看法,有彻底看法"六种诊法。这对于审察脉中阴阳顺逆的变化,可谓是详尽而周余,曲尽仲景之精义。

总之,阴阳顺逆为诊法之大纲,其余各种诊法,则是此大纲之内各具特色的具体应用。

(七)知常达变

脉象尽管千变万化,但仍有规律可循,如前述诸法就是诊脉的规律,可称之为"常",诸法的具体变通应用称之为"变",将"常"与"变"有机地结合起来,才能使心手之用相应。因为,无"常"则无法可依,无"变"则难以通巧。

"知常达变"具体表现在以下几个方面。

1. 脉象有常变　近代学者滑伯仁说:"须要先识时脉,胃脉与脏腑平脉,然后及于病脉。"是以时脉胃脉平脉为"常",病脉为"变"。而《石室秘录》在八脉之上又加大小二脉,合称为"十法",并说:"知十法之常,即知六法之变,又何难知人之疾病哉!"与前相比较,是于"变"中亦分"常"变。

2. 体质有常变　王昌龄认为,诊脉要分清平素脉象与今已变之脉象,平昔无病之本脉即为体质脉。由于有男女老幼之别,形体有丰腴羸瘦之异,致使阴阳气血偏驳不一,脉亦随之而变。不仅脉有先天之变异,且亦随人的体质变异而变异。其他如小儿脉多数,老人脉宜缓弱,青年或老年偶可见呼吸不整脉,即呼气时较慢,吸气时较快时,可见乍数乍疏之象。又如惯用左手者,左脉略大,惯用右手者,右脉亦盛等。这些脉象,决不可一律视为病脉,都属于体质因素所致的"常"中有"变"、"变"中有"常"。

3. 用指有常变　这里是说医者用三指按脉,虽然是为了诊察疾病之变化,但常常也会对脉搏之跳动产生影响。这种诊察对被诊察的干扰,前人早已注意到了。应知初按久按会对脉搏有不同的影响,当注意用指不可过久。另外,《诊宗三昧》亦说:"脉有下指浮大,按久索然者,有下指濡软,按久搏指者,有下指微弦,按久微涩不能应指,或渐觉弦硬者,必难取效。"这则是患者本身邪正相搏致使脉搏出现初按久按之不同变化,多为正衰或邪盛。

至于医者三指感觉不一,三指齐按与一指单按,对同样的脉象会产生不同的感觉,故诊脉时,又当知道有单按、总按之变通。

(八)各科有常变

虽然脉诊有通则,然而是以内科诊法为常,至于儿科、外科等科,则又有适应各科特点的变化,此等常变亦是不可不知的。

1. 妇科　历代的医家几乎皆认为男女体质不同,因而脉象亦有差异。一般来说,妇女脉搏较男人弱,其两尺之脉又较男人微盛。妇女有月经脉、妊娠脉等特定脉法(详见后述),诊法的常中之变,诊妇女时尤应加以注意。

2. 儿科　3 岁以下之小儿,常以望指纹为主要诊法,至 6 岁时可诊寸口脉。由于小儿寸口短小,故常以一指诊三部。亦即《医学准绳六要》所说的那样:"乃以一指按其寸关尺。"这是指法之变(后有详述)。

3. 外科　多以望诊为主,以辨疮疡、痈疽善恶,疥疾之名类。但仍宜借脉诊以察正气之变化与脓之成与不成。若审正气之盛衰,则常以脉之阴阳与有力、无力为要法。若见阳脉,或脉动有力者,为邪盛或正气尚充之故;若见阴脉,或脉动无力者,为正衰或余邪未尽之故。若审脓之成与未成,则辨脉之数与迟。数则脓已成,迟则脓未成。至于辨痈疽之善恶顺逆情况,虽以望诊为主,然而脉诊亦不可不参。

4. 伤科　大多以脉象之洪大与沉细,来辨别外伤症之顺恶。如瘀血内停,则洪大为顺,沉细为恶;失血则以沉细为顺,洪大为恶。损伤之后,脉有神及胃气,则预后良好;六脉模糊不清,其证虽为轻缓,则预后必恶。

5. 喉科、眼科　亦是以望诊为主,其切脉与内科大致相同,但切忌仅凭诊脉而擅自下药。

第五章

脉诊入门的技术要点

我国古代医家筛选、制定的常用 28 种脉象,是一个严谨、科学的组合,每一种脉象都有一定的针对性,其诊断作用是不可相互替代的。因此,28 种脉象中的任何一种都不能偏废,必须熟练掌握。

在临床诊疗实践中,一般是以 28 种脉象及其相兼脉概括临床错综复杂的脉象变化。因此,必须弄清每一种脉是诊察寸口脉哪一方面的变化,否则,对脉象的诊察就缺乏正确的依据。比如滑、涩脉,都是诊察脉的流利程度的,若不明确这一点,对滑、涩脉的诊察就缺乏针对性。又如动脉,其实际意义是诊察非窦性心律的脉形(正常人的心律应表现为窦性心律),应用时若不明确这一点,对动脉所主病证的分析就很容易与其实际意义相悖。特别是代脉与革脉,由于近代脉书误解了这两种脉象的实际意义,对其所主病证的分析已经离题太远。由此说明,必须弄清每一种脉是诊察寸口脉哪一方面的变化,才能充分体现脉诊的诊断作用。

其实,脉的变化包括很多方面,比如脉体的大小,脉的长短、频率、脉位、节律、气势、张力、幅度、流利程度和缓程度等。错综复杂的脉象,主要在这些方面发生变化。我国古代医家筛选、制定的常用 28 种脉象,就是针对这些方面的变化的。其中,由一种条件构成的脉象,针对一个方面的变化。由两种或两种以上条件构成的脉象,针对两个或两个以上方面的变化。常用 28 种脉象再加相兼脉,基本上概括了对脉象进行诊察的主要方面。

因此,对于错综复杂的脉象进行诊察,必须掌握常用 28 种脉象的诊察方法,这是诊脉的入门技术。

最为简便的方法,是根据每一种脉象的构成条件和脉形规范,熟识常用 28 种脉象分别涉及寸口脉哪些方面的变化。然后,按脉象的构成条件对寸口脉相关方面的变化逐一进行诊察。对于初学者来说,这是简便易学的诊脉方法。

一、诊察至数

在诊察至数过程中,主要是辨别迟脉与数脉。一般用"呼吸定息"的方法。一呼一吸为一息。一息脉动四至五次属正常。一息三至或三至以下者,属迟脉。一息六至或六至以上者,属数脉。

二、诊察脉位

在诊察脉位过程中,主要是辨别浮脉、沉脉和伏脉的情况。具体方法是先将寸口部位"按之至骨",并将所用指力看成"总指力",然后再用相应指力诊察脉位。

1. 凡所用指力小于"总指力"的"2/5"便触及寸口脉的,皆属浮脉。

2. 凡所用指力大于"总指力"的"3/5"才触及寸口脉的,皆属沉脉。

3. 其所用指力相当于"总指力"的"2/5"与"3/5"的,则属不浮不沉之脉。

4. 若用"总指力"不能触及脉体,需大于"总指力"才能触及寸口脉的,便属伏脉。

三、诊察脉体大小

在诊察脉体大小过程中,主要是辨别洪脉与细脉。其具体方法是按寸口脉来划分"五部",寸口脉以充盈本部属正常。在这种理论指导下,我们认为有以下两种。

1. 凡比正常脉体"大"者,均属洪脉。

2. 凡比正常脉体"小"者,均属细脉。

这是独取寸口脉法的特殊规定,虽不必拘泥于此,但有一定的临床指导意义,可灵活掌握使用。

四、诊察脉体长短

在诊察脉体长短的过程中,主要是辨别长脉与短脉。其具体方法,是按划分"三关"的理论,寸口脉的长短以"一寸九分"属正常,在这种理论指导下有以下两种。

1. 若寸口脉超过"一寸九分",寸、尺两端过于本位的,则属长脉。

2. 若寸口脉达不到"一寸九分",寸、尺两端不及本位的,则属短脉。

这也是独取寸口脉法的特殊规定,虽然有一定的临床指导意义,但亦可灵活掌握使用。

五、诊察脉体张力或弹性

在诊察脉体张力或弹性的过程中,主要是辨别弦脉、紧脉与缓脉。其具体方法有以下三种。

1. 若只是脉体张力增强,按之如弓弦状者,属弦脉。

2. 若其脉体"紧张"或"拘急",按之"左右弹人手"或如"切绳状"的,属紧脉。

3. 若其脉体"舒缓"或"缓纵",按之有脉体"张力"或"弹性"低下的指感特征的,属缓脉。

六、诊察脉律

在诊察脉律的过程中,主要是辨别结、动、促这三种脉象。

1. 对于结脉的辨别较为简单,凡脉有间歇的,即属结脉。

2. 若数脉而有间歇的,则属促脉。

3. 动脉是一种非窦性心律的脉形,在实际表现时较为复杂,可根据正常窦性心律脉形的基本特点来进行辨别。

七、诊察脉的流利程度

在诊察脉的流利程度过程中,主要是辨别滑脉与涩脉。其具体方法是,当触及脉体时,先将指目按在脉的脊部,细心体察脉管内血液运行的流利程度。

1. 若脉管内的血液运行滑利,较正常流利程度更为流利的,则属滑脉。

2. 若运行艰涩,流利程度不及正常的,则属涩脉。

脉的流利程度没有具体的指标可言,可结合脉的形体变化综合体会。因此,必须加强基本功的练习,大多根据正常脉象体察正常脉的流利程度,然后可掌握滑脉、涩脉的脉形特点与指感特征。

八、诊察脉的圆敛程度和脉管与周围组织的界限

在这一过程中,主要是辨别散脉。散脉有生理性散脉与病理性散脉之分。

1. 生理性散脉是脉体"大"而表现出的"散漫"之象,但脉体圆敛,无其他不适感。

2. 病理性散脉的脉形,是脉体不圆敛、过度散漫或形体过度宽泛,甚至脉管与周围组织的界限模糊不清。

九、诊察脉的力度

在诊察脉的力度过程中,主要是辨别脉的有力与无力。一般来说,这是对主要脉象进行详细诊察的一种附加条件。因此,对于每一种脉象的诊察,都需要进一步诊察脉的有力与无力。比如,数脉有力、数脉无力;沉而有力、沉而无力等。

十、诊察特殊脉形

在诊察特殊脉形过程中,主要是辨别较为特殊的脉形或常用28种脉象所不能概括的脉形。我国古代医家确定的常用28种脉象中,芤脉即是一种较为特殊的脉形。其脉形特点是"中间空,两头实"。除芤脉外,古代文献还记载了很多特殊的脉形,比如,解索脉、釜沸脉、虾游脉、鱼翔脉、雀啄脉、麻促脉、弹石脉、屋漏脉、偃刀脉、转豆脉等。这些脉形虽较少见,但可预示异乎寻常的病变,对提供特殊诊断依据、及时判测病情都有一定的价值,所以不能弃之不用。

十一、诊察复合脉或相兼脉

复合脉是指两种或两种以上构成条件复合而成的脉象,因有固定的专用名称,所以称为"复合脉"。相兼脉是指两种或两种以上脉象相兼,但没有固定的专用名称,所以称为"相兼脉"。比如,浮脉与数脉相兼,就称为脉浮数;沉脉与弦脉相兼,就称为脉沉弦,这些都是相兼脉。

需要在诊察复合脉或相兼脉的过程中辨别的常用脉象主要有微脉、濡脉、弱脉、虚脉、实脉、促脉等,除此以外,若两种或两种以上脉象相兼,就都是相兼脉。比如,脉浮数、脉沉数、脉弦滑、脉迟缓等。对这类脉象的诊察,可根据每一种脉象的构成条件,按相关方面的变化逐一进行辨别。凡复杂的脉象,都要在这一过程中详做诊察。

十二、诊察脉的更代

诊察脉象的更代情况,主要包括两个方面:一是诊察脉象变化是否符合季节脉或体质脉的变化规律;二是诊察由一种脉象更代为另一种脉象是否符合正常的规律。因此,我们必须掌握正常脉象的变化规律,才能诊察脉象的更代情况。

古代医家诊脉,诊察脉象的更代情况是一个非常重要的方面。但是,近代脉学著作因误解了代脉的实际意义,故误将代脉认为是"脉来一止,止有定数,良久复来。"的脉象。因此,诊察脉的更代被忽视了。现已证实,代脉的实际意义并不是"脉来一止",更不是"止有定数"或"良久复来",而是专指脉的更代情况,这是对脉象变化进行诊察和分析的一个重要方面。

诊察脉的更代情况,首先要掌握季节脉与体质脉的变化规律,若脉的更代不符合季节脉或体质脉的变化规律,表明脉的更代不正常,这对于辨别脉象是否主病及其疾病的发展转归具有重要的意义。比如,按季节的变化规律,春季之脉应显弦象,秋季之脉应显浮象。若春季其脉不弦,秋季其脉不浮,就说明了脉的更代不正常,这对于分析脉象的变化是否主病具有重要的意义。再如,妇女妊娠 3 个月,其脉应显滑象。若妊娠 3 个月其脉不滑而涩,就说明脉的更代不正常,胎元失养。又如,《脉经》所说:"热病七八日,其脉微细,小便本利加暴口燥,脉代……其脉代绝者死。"

总之,在诊脉时,详察脉的更代情况,是一件具有非常重要意义的事情。

十三、诊察革脉

诊察革脉主要是诊察在疾病过程中脉象的变化和转变,这是古代医家对脉象进行诊察和分析的一个重要方面。但是,后人误解了革脉的实际意义,使其诊断作用未能充分体现出来。据考证,古代医家诊脉,既诊察脉的更代,又诊察脉象在疾病过程中的变化和转变。这两个方面的诊察,既可诊断脉象变化是否主病,又可诊断脉象变化与病症本身的内在联系,还可诊断疾病的发展变化及其转归情况。后世脉学著作误解了革脉的实际意义,是脉诊中的重大损失。我们应该提倡按其病变规律诊察和分析脉象的变化与转变。这是充分发挥脉诊诊断作用的一个重要方面,绝对不可忽视这一点。

十四、诊察独

在诊察独的过程中,主要是诊察脉象在某一"部"或其一"关"出现的异常变化,这是诊察病脉的具体方法之一。《素问·三部九候论》说:"察九候,独小者病,独大者病,独疾者病,独迟者病,独热者病,独寒者病,独陷下者病。"这是根据发生"独变"的脉象辨别病脉。后世医家继承和发扬了这种辨别病脉的方法,将"独察"作为发现病脉或辨别病脉的主要手段。这是一种实用性较强的方法,深受后世医家的推崇。

古代医家们积累了很多"察独"的具体方法,主要有两类:其一是从脉的形象变化入手,以一部之脉的形象异于其余各部为独。某一部脉的形象变化异于其余各部,故为"独变","独"则为病脉。其二是从脉在各部的显现入手,以脉体独显于某部为"独"。根据脉体的显现部位和脉体的形象变化"察独",有一定的诊断意义。

诊察独是对脉象进行诊察的一个重要方面。但是,首先要掌握正常脉象的普遍规律和不同体质的脉象特点,在同中求异,在常中求变。这种方法若能运用自如,则不失为诊察病脉的捷径之一。

十五、诊察胃、根、神

古代医家认为,胃、根、神是脉的三要素,是正常脉象必须具备的三个方面。因此,诊察脉的胃、根、神,具有非常重要的意义(详见后述)。

以上是对脉象进行诊察的主要方面,从诊察这些方面的变化入手,首先要掌握 28 种脉象的诊察方法,然后再循序渐进,触类旁通,抓关键,识要领,逐渐积累诊察复杂脉象的经验,再图精益求精。

十六、持脉轻重法

历史表明,古代医家所开创的诊脉方法,在《脉经》以前已是非常精湛的一门诊断技术。但由于受古代医家表达方式的影响,并未全部流传于后世。这其中,脉诊最实用的操作方法,古人称为"持脉轻重法",已几近失传。从脉诊的基本原理来看,"持脉轻重法"是一种非常实用的操作方法,因此,很有必要将古代的"持脉轻重法"再充实到现在的诊脉方法中来,其诊脉技术才能更完善,对脉象的辨别才能更准确。

通过对脉诊经典文献的深入研究,我们发现,将"持脉轻重法"与现在的诊脉技术相互结合起来,才更具优越性,操作起来才更简便,更有利于临床运用。其操作的全过程,可分以下几个步骤进行。

(一)总按

总按是操作的第一步骤。在这一步骤里,要完成定位、布指、测至数。关键是确定诊脉的指力,为下一步骤做好准备工作。

1. 定位　即确定寸口脉的施诊长度和"寸关尺"的分布情况。根据脉诊的基本原理,寸口脉的施诊长度是"一寸九分"。所谓的"一寸九分",是脉诊的"数理"概念,并非度量衡制的实际长度。其实际长度,一般是按"骨度分寸法"折合的。在实际操作时,则根据患者的体质状况,按"骨度分寸法",可折合出"一寸九分"代表的实际长度。对于不同患者来说,"一寸九分"的实际长度虽不相同,但都可看成是"一寸九分",这是独取寸口脉法的规定。根据所确定的实际长度,再按一定的比例划分"寸关尺"的分布。

"寸关尺"的定位方法,是医者以中指端按在患者掌后高骨(桡骨茎突)内侧,为"关"部;再将示(食)指置于高骨之前,为"寸"部;最后将环(无名)指放在高骨之后,为"尺"部。

"寸关尺"所占的比例:关部占 6 分,寸部占 6 分,尺部占 7 分,合为"一寸九分"。从理论上来说,"寸关尺"的分布按这种比例定位。但实际操作时,能够体现尺部比寸、关部稍长即可。

最为简易的方法,是以患者中指节上下两横纹之间为 1 寸,然后确定"一寸九分"的实际长度,再按以上比例排列"寸关尺"的分布。待其经验丰富时,凭其经验也可落实"寸关尺"的定位。

2. 布指 是医者将示(食)指、中指、环(无名)指按一定的顺序和距离分别排放在寸、关、尺三部。布指的过程是与定位过程同时进行的,完成定位即可完成布指。

最容易掌握的方法,是先将示(食)指按在掌后高骨内侧并触及寸口脉脊部,再排放三指的疏密,其臂长者布指可稍疏,其臂短者,可稍密。但应注意的是,三指之间不是均匀排放,中指与环(无名)指的间距可稍大些。这是为了落实尺部多占 1 分,以有利于体现"寸关尺"的阴阳属性。

3. 测至数 测定脉的至数,这是临诊所必须进行的步骤。诊脉时,一般是先测至数,然后再察其他方面的变化。

脉诊的常用脉名共 28 种。这其中,一部分脉名只反映脉的"至数",还有一部分脉名虽不以脉的"至数"为构成条件,但实际表现时往往受到"至数"的影响。若"至数"变化达到某种程度,有些脉名的脉形变化不可能再表现出来。因此,在测定至数的过程中,即可辨别与"至数"相关的脉象。

一般是用"呼吸定息"的方法来测定脉的至数。其具体方法,是医者根据自己本人匀静正常的呼吸频率,以"一呼一吸"为一息,按"息"来测定脉的至数。一息脉动 4～5 次为正常,超过"五至"为数脉,"三至"或"三至"以下都是迟脉。但小儿脉的至数变化较大。年龄愈小,脉搏就愈快。可用计时法测定小儿脉的至数(详见后述)。

4. 确定诊脉指力 患者的体质条件不同,诊脉时所需的指力必然也不同。根据不同患者的体质条件,再确定相应的诊脉指力,然后,分"五部"与"三关"对寸口脉进行诊察,这是脉诊最关键的技术。

根据脉诊的基本原理,诊脉指力不是随意可确定的。必须根据患者的体质条件,并按"五部"理论才能确定。古代医家所采用的"持脉轻重法",就是确定诊脉指力的操作技术。所以,可以说"持脉轻重法"最能体现脉诊的基本原理。

按照"五部"的理论确定诊脉指力,不仅可落实"因人而异"的基本原则,而且可准确辨别脉位变化,对分析脉象及其主病的性质非常有利。"五部"与五脏之脉相对应,寸口脉在"五部"的变化具有不同的生理、病理意义。因此,必须根据患者的体质条件,按"五部"确定诊脉指力。

用通俗的语言来阐释"五部",是将寸口部位的最浅表与"按之至骨"的总深度分为"五部",依次为肺部、心部、脾部、肝部、肾部。每部可再分 3 个层次,合为 15 个层次。

"持脉轻重法"的关键技术,是首先确定"按之至骨"所用的指力,然后,再用相应的指力对"五部"分别进行诊察。这种诊脉方法非常精确。比如,若用"一至七菽之重"的指力诊得其脉,说明寸口脉在"七菽"以上,属"浮脉"。若用"十至十五菽之重"的指力诊得其脉,说明寸口脉在"九菽"以下,属沉脉。若用"七至九菽之重"的指力诊得其脉,说明脉位居中,属不浮不沉之脉。若"按之著骨"始见其脉,说明脉在"十五菽"以下,属伏脉。显然,这种方法对辨别脉位是非常精确的,其要点是必须掌握确定指力是其基本方法。

确定诊脉指力,需要从两方面练习基本功。其一,是练习"按之至骨"的感知,并结合"按之至骨,举指来疾"的指感特征,掌握好"按之至骨"所用的指力,这是确定诊察每一部脉所用指力的重要依据。其二,是练习用相应的指力分别对每一部进行诊察。所谓的"举指来疾",其意思就是若将寸口脉按压到"至骨"的程度,则脉气流通阻于指下,但稍举指则脉气速来,并不是说脉的至数加快。

最为简单的练习方法,是先练习将寸口部位分 5 次按压即达到"按之至骨"的程度。熟练之后,再练习分 15 次按压。脉诊的常用脉象共 28 种,除"伏脉"之外,对任何脉象的辨别,都不可能超过"按之至骨"的指力。为便于区别,古代医家将"伏脉"的实际深度称之为"按之著骨",并将"按之著骨"所用的指力称之为"极重指按之"。所谓的"极重指按之",亦即是超过了"按之至骨"所用的指力。这就说明,古代医家对诊脉指力有严格的规范,而不是随意确定的。

(二)单按

用示(食)指、中指、环(无名)指分别在"五部"与"三关"进行详细诊察,称之为"单按"。单按是操作的主要过程。寸口脉在"五部"与"三关"的复杂变化,都可在单按过程中详细诊察。

古代医家诊脉,不仅重视"总按",而且更重视"单按";并且既诊察"五部",也诊察"三关"。

《难经》曰:"脉有三部,部有四经。手有太阴阳明,足有太阳少阴,为上下部。何谓也?然,手太阴阳明金也,足少阴太阳水也,金生水,水流下行而不能上,故在下部也。足厥阴少阳木也,生手太阳少阴火,火炎上行而不能下,故为上部。手心主少阳火,生足太阴阳明土,土主中宫,故在中部也。此皆五行子母更相生养者也。"所谓的"脉有三部"其实是指寸、关、尺"三关",古时也称"三部"。所谓的"部有四经",其意思就是说,两侧寸部、两侧关部和两侧尺部都对应着四经。比如,左寸部对应着手少阴心经和手太阳小肠经,右寸部对应着手太阴肺经和手阳明大肠经,合起来则为四经。再如,左关部对应着足厥阴经和足少阳经,右关部对应着足太阴经和足阳明经,合起来也是四经。同样道理,尺部也对应着四经。显然,"部有四经"的说法,是将"五部"和"三关"结合在一起。这就说明,诊脉并不单纯是诊察"三关",而是"五部"与"三关"都要诊察。因此,在单按过程中,"五部"与"三关"都要进行诊察,并且两者必须结合起来共同进行。

单按的目的是为了辨别寸口脉在某一"部"或某一"关"的具

体变化。由此获取的脉诊资料则更为翔实,可进一步分析五脏、六腑、气、血、阴、阳各方面的生理、病理变化及其相互之间的生、克、制、化等关系,为辨证论治提供更为可靠的依据。比如,通过单按诊得的脉象,可进一步分析是否主病及病在何脏、何腑、何经、属何性质等。必须辨明这些问题,才能为辨证论治提供可靠的依据。

在单按过程中,可采取多种手法对脉象的变化进行详细的诊察。如浮取、中取、沉取、举、按、寻、推,以及侧指法、俯仰指法等。一般认为,用力较轻属浮取,用力较重属沉取,用力适中属中取。其实,这种解释还过于笼统,不能充分体现这 3 种手法的实际作用。

若对《难经》和《脉经》进行深入研究,还可发现,浮取、中取与沉取,不仅有严格的指力规范,而且有两个方面的作用:其一,用"一至七菽之重"的指力属浮取,用十菽之重乃至"按之至骨"的指力属沉取,用七至九菽之重的指力属中取。这是用"浮中沉"3 种手法对"五部"进行诊察的方法。其二,对寸口脉的脉体进行浮取、中取和沉取。无论脉居于何部,都可用"浮中沉"3 种诊取方法做进一步的诊察。比如,脉居于肺部,用一菽之重的指力属浮取,用二菽之重的指力属中取,用三菽之重的指力属沉取。再如,脉居于肾部,则用十三菽之重的指力属浮取,用十四菽之重的指力属中取;用"按之至骨"的指力属沉取……

总之,根据"菽"和"菽数之重"所代表的层次和指力,依此入门,触类旁通,便可掌握浮取、中取和沉取的指力规范,这种诊脉技术在总按过程和单按过程中都很实用。单按是十分规范的操作步骤,除浮取、中取、沉取和举、按、寻的手法外,可结合其他手法,以获取更为全面的脉诊资料。

(三)复按

诊脉以"气血未乱"为重要条件,要求尽量排除外界因素干扰。在进行了总按与单按后,寸口部位的脉络经过把持按压,其气血必然受指力阻遏而失其常性。由此而产生的影响虽微乎其微，但也不能忽视。单按过程完成后，持脉者应将三指收回，保持在尚未施加指力的状态下，稍缓数息，待脉络气血恢复如初后，再进行一次重复诊察，这一过程称为复按。

复按过程，可对总按或单按的诊察结果进行验证，如有持疑之处，可做重点诊察，以求准确无误。确保诊察结果无误后，一般还要求"持满五十动"（前面已有介绍），这乃是从古代延续下来诊脉的注意事项。

古代医家特别强调持脉必满五十动，这是为了体现"昼夜脉行五十度，而复会于太阴"的传统理论。《灵枢·根结篇》曰："持其脉口，数其至也，五十动而不一代者，五脏皆受气。"诊脉持满"五十动"，才能全面反映五脏六腑的"受气"情况。这是古代医家对气血运行的一种认识。就其现实意义上来说，这是强调诊脉不可草率行事，应反复诊察并进行核实。所以，如果"持满五十动"仍不能确保诊察结果准确无误，还可延长时间，不必拘泥于"五十动"。必须确认诊察结果准确无误，复按过程方可结束。

上述 3 个过程，是一个连续过程，虽然叙述烦琐，但实际操作则不复杂。总按、单按、复按的全过程，3～5 分钟即可完成。另外，在实际操作过程中，还有一项技术要求，即掌握好三指的弯曲，以"指目"平齐为要。有些脉学著作要求"三指"节节相对，其实，不如排齐"指目"更显得重要。

所谓的"指目"，实乃指端按起如线、感觉最为灵敏的部位。临诊时，不论是疏布指还是密布指，皆要求指目排齐，成一直线状。这对于掌握指力规范非常有利。当触及脉体后，要将"指目"按在脉的脊部，便于用相应的指力进行浮取、中取和沉取，也便于运用举、按、推、寻等其他手法进行详细诊察。

有些脉象，用"指目"反而不便，则需"指目"与"指腹"结合并用。比如，在实际表现时程度较重的"散"脉，其实质是"脉体散漫不收，脉肉界限模糊不清"，对这一类脉象进行辨别，用"指目"与

"指腹"相结合的方法比单用"指目"更为方便。

　　临诊时，为便于体察脉象的变化，还要掌握适当角度，三指平按与垂直下按，适用于"总按"过程。在单按过程，除平按或垂直下按的方法外，还应结合 35°角的斜按，这种角度有利于发挥"指目"的感知效果，以便于与"指腹"并用进行按、压、寻等操作。并且，这种角度不易受指端动脉搏动的干扰而发生错觉。必须掌握这些基本的技术要求，才能在操作过程中得心应手，并避免盲目操作而影响诊脉效果。

　　最后需要说明的是，从《脉经》以后，由于"持脉轻重法"的应用很少，所以，深刻认识这种操作方法的优越性和实用性，可参照《难经》《伤寒杂病论》《脉经》《千金方》《四海同春》等专著。这些专著的记载表明，"持脉轻重法"是脉诊非常重要的实用技术，具有很大的优越性和实用性，是十分值得推广普及的一种精湛技术。若将"持脉轻重法"的精湛技术再充实到现在的诊脉方法中去，则脉诊更为完善、更为合理、更为科学、更为实用，这对于临床辨证论治是具有非常重要意义的事情。

第六章

构成脉象的要素与辨别
正常脉象和病脉

一、构成脉象的要素

脉象变化是一个携带着大量有关机体生理功能信息的多要素综合反应。其客观特征及其影响因素是几个方面同时起作用的,尤其是临床上所诊得的脉象绝大多数是相兼之脉,因此,要熟练地掌握脉诊方法,就必须明白脉象中各个要素在脉象形成中的作用。构成脉象特征的主要因素,可归纳为深浅、强弱、粗细、长短、速率、节律、紧张度和流利度 8 个方面,这也是诊脉时应当细心体察的要点。

1. 脉位的深浅　不同性质的病证,其脉象显现的部位就有深浅的不同。比如"浮脉推从肉上行,如循榆荚似毛轻"或"浮在皮毛,如水漂木",就是对脉位显现部位肤浅之浮脉的形象描述。而"水行润下脉来沉,筋骨之间软滑匀",或"沉行筋骨,如水投石",就是对脉位显现部位深在之沉脉的描述。就疾病部位而言,"浮脉为阳表病居",主外感初期之表证;"沉脉为阴,其病在里",主里证,可见影响脉位的深浅受病变部位的影响。患者的胖瘦情况和气候的变化,也可影响脉位的深浅。

寸、关、尺之部位深浅也有区别,两手关脉较寸、尺为浅,尺脉较寸、关脉部位为深。这里所说的脉位深浅,并无严格的精确界限,只是相对而言,临床诊脉时要运用不同的指力体察深浅部位不同的脉象,每一种脉象的深浅部位是以最能反映该脉象全貌时的部位为准。

任何一种单脉或兼脉,都有其相应的脉位浅深,诊脉时要运用不同的指力细心评判。

2. 脉势的强弱 强弱是指脉象搏动时应指力量的大小,也称脉势。

影响脉势的因素常有 4 种:①体质,一般而言,平素重视锻炼,体质健壮之人,脉势就强,应指有力;平素体质较差者,脉势就弱,应指少力。②工作性质,体力劳动者,脉势强而有力;脑力劳动而缺乏锻炼者,脉势弱而少力。③性别,男性较女性的脉势强,应指有力。④年龄,青壮年较老年、幼小之人的脉势有力。在病理情况下,实证患者的脉势有力而强,虚证患者的脉势多弱而无力,如"举之迟大按之松,脉状无涯类谷空""及手寻按,几不可见"等,皆是对脉势之弱的描述。而强势之脉是"实脉有力,长大而坚;应指幅幅,三候皆然""浮沉皆得大而长,应指无虚幅幅强"。无论是单脉还是相兼脉,都有脉势的强弱之别,这是构成不同脉象特征的重要因素之一,尤其在辨别病证虚实时尤当如此。

3. 脉形的粗细 粗细是指脉体的宽窄,血管的粗细,气血对血管的充盈状况,这些都是影响脉象粗细的主要因素。

粗者,脉体宽大,生理状态时主要见于体质强壮,常见于体力劳动和锻炼有素之人。有病时,脉体宽大而粗者,是邪气盛实,正气不衰之实证脉象。

细者,脉体窄细,应指"状如丝线,较显于微",是久病虚损、气血双亏之脉象特征。但在秋冬之际,气候寒冷,气机内敛,血脉收缩,故也可见有较细之脉,若无其他病候者,也是常脉,故曰细脉"秋冬老弱却相宜"。

4. 脉形之长短 所谓长度,是指脉位的长短。影响脉位长短的因素有:①生理因素,如身形的高大与矮小,成年人与婴幼儿等。②在病理情况下,脉象长度"过于本位",就是所谓的长脉。而"短脉涩小,首尾俱俯,中间突起,不能满部"者,即是短脉。

衡量脉位的长度标志,是指诊脉时三指分布的疏密程度而言。身材高大者,脉位长,布指宜疏;身材矮小者,脉位短,布指宜密。小儿则"一指诊脉定三关",其脉位更短。

5. 脉搏之速率　任何脉象都有一定的速率,它是指单位时间内脉象搏动的次数而已。这是构成脉象特征的重要因素之一。脉搏的速率是心脏在心气的鼓动下不停地有节律地将气血排入经脉,从而产生脉的速率,因而气血的运行和心脏的搏动直接影响到脉的速率。

在生理状态下,成人的脉率则相对恒定,一息四至。但是,常中有变,如体力活动后,情绪激动之时,进食和饮酒等,都会改变脉率而使其加速。在男女性别之间,女性较男性脉率为快。长幼之间,小儿较成人脉率为快。孕妇的脉率亦相对增快。另外,炎夏季节较寒冬季节的脉率为快。

在病理状况下,无论是实热还是虚热,均可使气血运行加速,因而脉率增快,即数脉。故在临证时,脉的速率增快亦提示体内有热。

除上述性别、体质、年龄、长幼、气候寒热等可改变脉的速率外,部分体质强壮之人,其脉的速率可少于常人,一息仅三至而非病态。但在病理状况下,若脉率不足一息四至(1分钟不足60次)者,可见于寒证患者。

6. 脉搏的节律　正常的脉象是均匀的,从容有节律的。脉象搏动的节律均匀,是来自心脏均匀有节律的跳动和脉内气血均匀有节律的运行。因此,脏气衰微,气血亏损,以致气血运行不畅;或痰食瘀血,疮疡肿痛,寒痰凝滞等,致使气血运行不畅,不能接续,皆可出现脉律失常不均匀的脉象特征,如促、结、代脉即是。青、少年偶见节律不齐而无其他症状时,则不属病态表现。另外,吸烟过多、饮酒过量等也可出现节律不齐。

7. 脉管的紧张度　所谓的紧张度是针对血管壁的弹性而言,脉象特征常受血管紧张度的影响。如弦脉、紧脉、革脉等,都是血管紧张度较大的缘故,劲急不柔和。又如虚脉、细脉、濡脉、微脉、弱脉等,都是血管壁的紧张度变小,失去其应有的弹性的缘故。

在某些状态下,也可使其紧张度发生某些变化,如情绪愉快、心情舒畅时,其血管紧张度可稍有降低,而当恼怒时,其血管紧张度可增加;老年人较青壮年人的血管紧张度为大;寒冬季节较春夏季节的血管紧张度为大等。

8. 脉搏的流利度　所谓流利度,亦即脉象应指时往来的滑利程度。脉象往来的流利程度,主要取决于气血运行的状况。一般身体健康,气机调畅,阴阳气血充足,血管健全,脉内的气血运行就和利畅通,脉象应指时就往来流利。

在生理状态下,体质强壮、气血充足者与体质较弱、气血不足者的流利度不同。孕妇要妊养胎儿,故与一般妇女的脉象流利度不同。春夏季节阳气充盛,气候温热,气血运行流畅;而秋冬季节则气候寒凉,邪气盛实,气实血涌,可见有“往来流利,如盘走珠”之滑脉,其流利度就大。

在病理状态下,气滞、血瘀、精伤血少的患者,血流艰涩不畅,其流利度就小。

脉象是全身功能状态的综合性反应,它携带着多种功能活动信息情况,任何一种脉象特征都是脉位(深浅)、速率(快慢)、脉势(强弱)、脉形(粗细、长短)、节律及脉搏的紧张度与脉搏的流利度等多种因素的综合体现。所以,无论是单脉或是复合脉,都应从以上几个方面来进行细心体察,分析产生相应脉象特征的主要因素,从而推究病机,做出符合客观实际的诊断来。

二、正常脉象

正常脉象又称“平脉”或“常脉”。学习和运用脉诊方法,必须先掌握正常脉象的形态特点、生理性变异等,然后才能知常达变,以常衡变,进一步来辨别病脉。

正常脉象的形态是三部有脉,一息四至五至,不浮不沉,不大不小，不急不徐，从容和缓，柔和有力，节律整齐，尺脉虽沉但重按有力，并随其生理活动和气候环境的不同而有相应的正常变化。这正如《素问·平人气象论》在谈及正常脉象的至数时所说："人一呼脉再动，一吸脉亦再动，呼吸定息，脉五动，闰以太息，命曰平人，平人者不病也。"这里的太，亦即大也。太息，即长大呼吸。闰，即增加的意思。闰以太息，是指在长大呼吸时，脉搏跳动增加一次而为一息五至，仍属生理现象。

（一）正常脉象的主要特点

正常脉象应具备有胃、有神、有根 3 个主要特点。

1. 胃　胃为水谷之海，后天之本，是营卫气血化生之源。人体卫气营血、脏腑经络等一切生机的进行决定于胃气的有无。有胃气的脉象，历来说法很多，但总以脉象不沉不浮，不快不慢，从容和缓，节律一致，是为有胃气之脉，其中柔和有力为主要标志。即或是病脉，不论沉浮迟数，但有柔和有力之象，便是有胃气。张介宾说："欲察病之进退吉凶者，当以胃气为主。"说明察胃气在诊脉中的重要意义。

2. 神　脉贵有神，心主血而藏神，脉为血之府，血气充足，心神健旺，脉象自然有神，脉神的形态特征是节律整齐，从容和缓，但节律是判断脉神的主要依据。即使是微弱的脉，在微弱之中不至于节律紊乱者是为有神；弦实之脉，在弦实之中仍有节律者均为有神。

总之，脉之有胃、有神，都有柔和、从容、整齐的特点，脉胃、脉神密切相关，有胃之脉就必然有神，无神之脉就必无胃气，所以有胃、有神的脉象特征是一致的。有神是脉象的基本特征，诊脉时应当重视察神，所以张介宾说："故善为脉者，贵在察神，不在察形。"察脉之神的有无，其意义不仅在于辨其形态的常与变，还要通过脉的形态变化辨脉神的多少与有无情况，从而测知疾病的吉凶与进退。

3. 根　肾为先天之本，是人体脏腑组织功能活动的原动力，人身经脉气血的运行,全靠肾间动气以为生发。肾气充足,生机就旺盛,气血经脉就流畅无阻,脉象就必然有根。有根之脉的特征有两种说法:其一谓尺脉候肾,无论何种病脉,唯尺脉沉取,应指有力,就是有根的脉象。其二认为,无论寸、关、尺三部,只要沉取应指有力者,都是有根的脉象,因为沉取就是候肾之元气。两种说法虽有一定的差别,但都基于肾主藏精,为人身元气之根,是生气之源,生命之根的缘故。

脉之有胃、有神、有根的特点,实乃精、气、神在脉象中的综合反应,辨识其常变,是颇有实际意义的。

(二)正常脉象的影响因素

脉象是人体全身功能状态的综合反应。因此,脉象和人体内外环境的关系是十分密切的,正常脉象会随着人体内外因素的影响而有相应的生理性变异。

1. 四季气候 由于受气候的影响,正常脉象有春三月,六部脉微弦;夏三月,六部脉微洪(钩);秋三月,六部脉微浮(毛);冬三月,六部脉微沉(石)的变化。因为春季虽然阳气已升,但阳气尚未充盛,阴寒未尽除,气机有约束之象,故脉象稍带弦;夏季阳气已盛,脉气来势盛而去势衰,故脉象稍带洪,如钩之状;秋季气候转凉,阳气欲敛,脉象原先的洪势已减,应指轻而如毛,故稍带浮的状态;冬季气候寒冷,阳气潜藏,脉势沉而搏指有力,如石之下沉状。

2. 地理环境 地理环境也能影响脉象。南方地势低下,气温偏高,空气湿润,人体肌肤疏松,故脉多细而略数;北方地势较高,气温偏寒,空气干燥,人体肌肤紧缩,故脉多沉实。所以,张石顽说:"江南人元气薄,所以脉多不实。西北人习惯风寒,内外坚固,所以脉多沉实。滇粤人表里疏豁,所以脉多微数,按之少实。"

3. 年龄 年龄越小,脉搏越快,婴儿每分钟脉搏 120～140 次;5—6 岁的幼儿,每分钟 90～110 次;年龄渐长则脉象渐趋和缓起来,其速率逐渐减慢。青壮年气血强盛,身强体壮,脉搏有力;

老年人气血虚弱,精力渐衰,脉搏较弱。

4. 性别 妇女的脉象较男人的脉象濡弱而略快,妊娠后常见滑数而冲和的脉象。

5. 体质 身躯高大者,其脉位较长;身材矮小者,其脉位较短。体瘦之人肌肉较薄,脉象常浮;肥胖之人,皮下脂肪较厚,脉象常沉。凡常见六部脉俱沉细而无病象者,称为六阴脉;六部俱见洪大而无病象者,称为六阳脉。

6. 情志 情绪波动也会使脉象发生相应的变化,这种一过性的脉象变化也属生理性变异而非病脉表现。如喜乐之时,其脉较缓;恼怒之时,其脉弦急;惊恐之下,气机暂时逆乱而见动脉等。这些变异之脉象,随其情绪的平静恢复之后也就趋于正常状态。

7. 劳逸 不同的活动状态时,其脉象会出现变异,当剧烈活动或强体力劳动之后,脉多急疾而速;安卧或入睡之后,脉多迟缓。由于脑力劳动者和体力劳动者平素活动状态有别,故前者之脉弱于后者。

8. 饮食 当进食之后,脉多有力;饥饿之时,脉稍缓而无力。

另外,某些人因为血脉循行走向的变异,其脉不见于寸口部位,而从尺部斜向手背处,称为"斜飞脉";若完全显现于寸口的背侧,称为"反关脉"。还有出现于腕部其他位置的。这些都属于生理性的特异脉位,即桡动脉解剖位置的变异,不属病脉。

在学习病理脉象的内容之前,必须对什么是正常脉象,正常脉象应当具备的特征是什么,怎样排除影响对正常脉象判断的干扰因素等有所了解,才能更好地理解并运用病理脉象的相关知识。

三、辨别病脉

(一)根据脉的胃、神、根进行辨别

脉的胃、神、根,是从寸口脉的复杂变化中抽象出来的一种概念,古代医家将其作为正常脉象的必备条件,认为任何一种脉象都是有胃、有神、有根的。因此,根据脉的胃、神、根来辨别病脉,

是最具中医理论特色的辨别方法。

脉的胃、神、根并不是玄学，而是按照中医理论对脉象变化进行辨别和分析的一种具体方法。中医学认为，脉的胃、神、根，主要反映人体的正气情况。在疾病过程中，正邪交争，正气必然发生变化。所以，脉的胃、神、根可作为辨别病脉的重要依据之一。临诊时，对脉的胃、神、根进行诊察，并根据脉的胃、神、根对脉象及其主病进行综合分析，这是历代医家都极力推崇的方法。因此，历代脉学著作皆将辨别病脉的方法列为首要方法。正如医家前贤程钟龄所说："脉有要诀，胃神根三字而已。"

1. 胃　中医学认为，胃为后天之本，乃气血生化之源。若胃气旺盛，则气血充沛，人体亦充满生机。正如《黄帝内经》所说："有胃则生，无胃则死。"这说明，古代医家非常重视胃气在人体生命活动中的作用。从现存于世的脉学文献来看，"胃气"之说在脉学领域发挥了非常重要的作用，到目前为止，诊察脉中胃气，仍是辨别病脉的重要依据。若脉中胃气少，其脉发生异常变化，即为病脉。

根据历代医家总结的经验，脉中胃气的多少，主要从两个方面表现出来：其一，脉来从容和缓，即为有胃气；其二，脉与四时相应即为脉有胃气。

2. 神　所谓"神"，常有狭义与广义之分。广义的"神"，是人体生命活动的总称，也是人体生命活动的综合表现。狭义的"神"，是指人的思维意识活动情况。

在脉学中，察"脉中之神"是备受历代医家重视的诊脉要领。"脉中之神"是由寸口脉的多方面变化表现出来的。历代医家对"脉中之神"的认识，主要有以下几种。

（1）脉有胃气即有神：《黄帝内经》曰："谷气来，徐而和。"又曰："故神者，水谷之精气也。"所谓的谷气，即水谷之精气。水谷之精气也就是"胃气"。所以，脉有胃气即是"神"的表现。

（2）脉有力即为神：有的脉学著作提出，"脉有力"为"有神"。

这样一来,察"脉中之神"与察"脉中胃气"有了一定的区别。这是脉诊在发展中逐渐形成的观点和辨脉方法,因确有实用价值,也很受重视。脉来有力或无力的程度,都可作为辨别病脉的依据。

脉有力即为有神,出自李东垣"脉中有力,即有神也"一说。该说自倡行以来,不少医家都以脉来有力为有神。但对"脉有力即为有神"不可一概而论。从临床实践来看,在"实"证性质的病变过程中,脉来有力未必都是佳象,有时可以是"邪气亢盛"的一种表现,不一定都是脉中神气的表现。但在"虚"证性质的病变过程中,脉来有力往往是正气回复的表现所在。所以,《三指禅》之说是有一定道理的。因此,诊察脉的有力无力必须结合其他方面的变化,这是察脉中神气的基本要领。

(3)脉的至数匀齐为有神:以脉的至数匀齐为有神,这是陈士铎提出来的,他说:"按之指下,若有条理先后秩然不乱者,此有神之至也;若按指充实而有力者,有神之次也;其余按指而微微鼓动者,亦谓有神。"这里的所谓"有条理先后秩然不乱者",即是脉的至数匀齐,这是脉有神气的一种表现。这说明脉的至数也能反映脉的"神气"。若脉的至数不匀齐,或脉见结代、动、促、叁伍不调等,则为"失神"或神气不足,故可作为辨别病脉的依据。

总之,脉有神气并不是单指某一个方面的变化情况。所以,对脉中神气的诊察,绝不能局限于脉的某一个方面的变化。历代医家根据"脉中神气"来辨别病脉,开辟了很多的方法,积累了丰富经验,是很值得学习和借鉴的。

3. 根　脉贵有"根"这一学术思想,首先是《难经》提出来的。如《难经》曰:"上部无脉,下部有脉,虽困无能为害,夫脉之有根,犹树之有根,枝叶虽枯槁,根本将自生。"这是脉之"根"的最早记载。可以看出,《难经》是以"下部有脉"为脉有"根"。在《难经》的基础上,后人又发展了脉之"根"的学说,认为脉"根"有二,一为尺部,二为沉候。

所以,对脉"根"的诊察,主要是六部脉沉取和诊察两侧尺部脉。《医宗必读》曰："两尺为肾部,沉候之六脉皆肾也。然两尺之无根,总之,肾水绝也。"《医宗必读》是根据两侧尺部和六部脉沉取诊察脉"根",并认为脉"根"是肾水盛衰的重要标志,故可作为辨别病脉的依据。

(二)用察独的方法辨别病脉

察独是发现病脉或辨别病脉的一种简便的方法(详见前述)。

(三)用化解的方法辨别病脉

在诊疗实践中,脉象千变万化,但脉诊的常用脉象却只有 28 种。因此,熟识常用 28 种脉象分别对应寸口脉哪些方面的变化,是非常重要的。

所谓的"化解法",就是将脉诊的常用 28 种脉象进行化解,弄清楚每一种常用脉象是针对寸口脉哪方面的变化。这样一来,就便于根据寸口脉正常的脉形来规范辨别病脉。比如,迟、数两脉是针对脉的至数的,若一息三至或三至以下,或一息六至或六至以上,都可作为辨别病脉的依据。

《诊家枢要》中所提出的实际就是一种简单的化解方法(详见前述)。这是运用上、下、来、去、至、止 6 个方面的变化来概括脉象,并将错综复杂的脉象化解为上、下、来、去、至、止 6 个方面来进行辨别与分析。《景岳全书》则称之为"诊家之纲领"。近代的脉学著作则称为"六字诀"。

清·周学海提出了更为简单的一种化解法,是从位数形势 4 个方面来分析的变化。这种方法可执简驭繁地归类各种脉象的变化,在辨别与分析脉象变化时较为方便些。对这种方法的具体操作,周学海也做了具体说明,他用"举按"以诊浮沉之位,用"上下"以诊寸尺之位,用推寻的手法以审察脉形,用初持、久按、单按、总按的手法以审察脉势和至数方面的复杂变化(详见前述)。

上述方法虽略有不同,但总的来说,都是从脉象的基本构成条件入手,这是很值得提倡的一种方法。用这种方法来辨别病脉,具有针对性强,准确性高,比按综合脉形来进行"对号入座",

则很难辨别要领,但从非窦性心律脉形的基本条件入手,则很易掌握其特点。

(四)根据脉象的变化程度辨别病脉

脉诊的常用 28 种脉象,皆不是固定不变的脉形,都有可容许的变化范围。在实际表现时,可有程度上的不同。因此,脉象的变化程度可作为辨别病脉的重要依据。如弦脉,其主平、主病、主死,取决于其"弦"的程度上,所以脉象的变化程度是辨别病脉的依据。又如迟脉,若一息三至,则未必都是病脉,若一息二至或二至以下,虽仍属迟脉,但肯定是病脉。任何脉象在实际表现的程度上,都是辨别病脉的重要依据。

在此需要说明的是,根据脉象的变化程度来进行辨别病脉,还有另一个方面的意义,即根据脉象的变化程度,可分清相兼脉的主、次。这对临床辨证非常重要。主脉反映疾病的主要方面,是辨证论治的主要依据。兼脉对主脉有补充作用。脉象的变化程度是辨明主脉与兼脉的重要依据。比如脉浮数,若"浮脉"为主脉,常见于表热证。若"数脉"达到一息八九至的程度,则应以"数脉"为主脉,这是"阳热已极"或"元神散脱"的表现,绝不再是表热证的性质了。

脉象的变化程度,既可作为辨别病脉的重要依据,也可作为分辨主脉、兼脉的重要依据。

(五)辨别病脉的根本法则

《黄帝内经》曰:"善诊者,察色按脉,先别阴阳。"这乃是辨别病脉的根本法则。所谓的"先别阴阳",既包含着正气盛衰的变化,又包含着具体的病变情况,而这两个方面的情况,都可通过上述各种方法进行诊察的。比如,脉的胃根神、察独、位数形势等,对这些方面的辨别与分析,都须以辨别阴阳顺逆为基本法则。又如,首先将脉象分为阴脉、阳脉,再辨阴证、阳证。阴与阳,既是辨脉总纲,又是辨证总纲,故可根据脉象的阴阳属性来辨别病证的阴阳属性。临床中千变万化的脉象,都可用阴阳来概括;错综复杂的病证,也可用阴阳来概括。所以,辨脉和辨证都需要辨别阴阳顺逆。

四、中医对脉的名称与脉象的归类

(一)脉名的分类

我国历代对有关脉名的分类很多,但都各抒己见,始终未能达成统一。古老的脉学文献曾经记载了很多的脉名,这其中有些脉名至今仍然得以保存了下来,并应用于临床,而有些脉名则在后世医书中找不到了,很有可能是由于脉象玄虚,不太切合临床实际而被废弃不用了。

关于脉名的种类根据目前现存的主要文献资料,如《黄帝内经》分为 21 种;《脉经》分为 24 种;《伤寒论》分为 23 种;《三因方》分为 24 种;《诊家枢要》分为 30 种;《外科精义》分为 24 种;《诊家正眼》分为 28 种;《濒湖脉学》分为 27 种;《景岳全书》分为 16 种;《诊宗三昧》分为 32 种;《三指禅》分为 27 种;《四诊抉微》分为 28 种,这其中以清·张璐(石顽)提出的最多为 32 种;明·张介宾提出的最少为 16 种;而明·李时珍提出的 27 种脉,加上《诊家正眼》增加的"疾脉"共 28 种为临床中最实用、应用最普遍的脉象。对于这些常用脉象,如能正确鉴别清晰,细心体会,应用熟练,这对于指导辨证,运用四诊八纲诊断疾病,凡立法用药,皆能得心应手,轻车上路。

(二)脉象的归类

我们的前人对繁多脉象的归类很不一致,《黄帝内经》有脉合阴阳之说;《难经》以浮、滑、长为阳;沉、短、涩为阴,分为阴阳两大纲。现将各家脉象的归类总结如下。

1. 东汉·张机(仲景)在《伤寒论》中将脉象分阴阳两大类,其中阳脉为浮、大、数、动、滑;阴脉为沉、涩、弱、弦、微。

2. 西晋·王叔和在《脉经》中以阴阳为总纲,以浮、滑、长为阳脉;以沉、短、涩为阴脉。

3. 明·李时珍以浮、沉、迟、数为四大纲;崔嘉信亦以浮、沉、迟、数为四纲。

4. 明·张介宾(景岳)以浮、沉、迟、数、细、大、短、长为八纲。

5. 明·朱栋隆在前人论述"纲领脉"的基础上,倡导浮、沉、迟、数、虚,实6脉为24脉之大纲,认为先以浮、沉两脉辨病之表里,后以迟、数、虚、实4脉分统诸脉,以辨其寒热虚实之大势,则可各用温凉补泻之法而论治。认为病有表里虚实之变,脉有浮沉迟数虚实之应,以此脉为主,参酌意会诸脉于其间,诊病用药方能得心应手。

6. 元·滑伯仁则主张,以浮、沉、迟、数、滑、涩6脉统辖各脉,以浮沉候部位,以迟数候至数,以滑涩候形状。

7. 清·陈念祖(修园)则主张以浮、沉、迟、数、虚、实、大、缓8脉统各脉,浮脉包括芤脉、革脉、散脉;沉脉包括牢脉、伏脉;迟脉包括结脉、代脉;数脉包括促脉、紧脉、动脉;虚脉包括弱脉、濡脉、细脉、微脉、短脉、涩脉;实脉包括滑脉、长脉、洪脉、弦脉;大脉包括缓脉。

上述28种脉象,可以通过脉位、脉率、脉力、脉形来进行辨认。如浮沉,是脉位之不同;迟数是频率之不同;大小细微,是脉形之不同;虚实濡弱,是脉力之不同。这些脉象皆是在病邪与正气斗争过程中形成的。

病有虚实寒热,体有盛衰强弱,脉象就有浮沉迟数大细长短之不同,故取8脉,作为28脉的纲领。

以上所述,皆不失为一家之言。但却由此可见,古人对脉象的归类方法,多以浮、沉、迟、数四纲为准则的。阴阳是总纲,其中可包括表浮、里沉、热数、寒迟的两个对立方面,所以直到现在,仍以浮、沉、迟、数、虚、实为纲。浮、数、实为阳;沉、迟、虚为阴,总归阴阳两大纲。如此脉象归类方法,是最符合中医理论原理的。

现将脉象的几类归类方法简要介绍于下。

1. 阴阳归类法

(1)第1类:阳(浮),如浮、洪、芤、濡、革、散脉等。

（2）第 2 类：阴（沉），如沉、伏、牢、细脉等。

（3）第 3 类：阴（迟），如迟、缓、涩、结脉等。

（4）第 4 类：阳（数），如数、滑、动、促、疾脉等。

（5）第 5 类：阴（虚），如虚、短、弱、微、代脉等。

（6）第 6 类：阳（实），如实、紧、弦、长脉等。

2. 现代归类法

（1）第 1 类：脉象以深度为主，如浮、洪、芤、濡、微、革、散、沉、伏、牢脉等。

（2）第 2 类：脉象以强度为主，如实、虚脉等。

（3）第 3 类：脉象以形态为主，如弦、紧、长、短、细、涩、滑、动脉等。

（4）第 4 类：脉象以速度为主，如迟、数、缓、疾脉等。

（5）第 5 类：脉象以节律为主，如促、结、代脉等。

3. 七怪脉归类法

（1）第 1 类：快速脉，特点为脉率极快，节律不齐，急促零乱，忽疏忽密。如雀啄脉、弹石脉、解索脉、釜沸脉等。

（2）第 2 类：慢速脉，特点为脉率极慢，脉率不齐，似有似无，隐隐约约。如屋漏脉等。

五、常用 28 种脉象的主病与特征

常用脉象有 28 种，学习脉诊，可先将 28 种脉象分为浮、沉、迟、数、虚、实 6 类，然后再细分 28 种脉象，这样就较为容易记忆了。

（一）浮类脉

1. 浮脉

（1）主病：浮脉主表证（脉必浮而有力，是指邪气侵袭人体肌表后，出现恶寒、发热、四肢酸痛、舌苔薄白、脉浮等症状），亦主虚证（脉浮大却无力，是指由于人体气血不足，脏腑功能衰退所引起的症候），亦可见于风水、皮水（为脾肾阳虚所引起的水湿不化、泛溢于皮肤肌表的病症，主要症状为发病较为缓慢、全身皮肤冰冷、浮肿,肢体疼痛或沉重)。

(2)特征:轻取即得,重按稍减而不空。

2.洪脉

(1)主病:主热证(是指由于外邪侵袭人体,入里而化热,引起如发热、面红、口渴、烦躁、便秘、舌苔厚黄等症状)。

(2)特征:脉极大,来盛去衰。

3.濡脉

(1)主病:主阴阳气血诸虚。

(2)特征:浮而细软。

4.散脉

(1)主病:主元气离散(当人体于重病或大失血等生命垂危时,由于阴阳离绝,元气将无所依附而离散)。

(2)特征:浮大而无根,至数不齐。

5.芤脉

(1)主病:主失血(由于外伤或内因等因素,导致人体内的血液流失时,称为失血)或阴伤(由于体内的高热不退或是因过服温燥的药物,都会耗损阴液而导致阴液损伤)。

(2)特征:浮大而中空,如按葱管。

6.革脉

(1)主病:主亡血、失精。

(2)特征:弦急而中空,如按鼓皮。见图6-1。

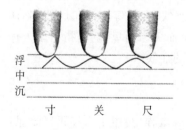

浮脉轻取即得,重按稍减而不空

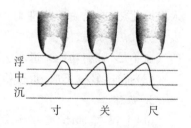

洪脉极大,来盛去衰

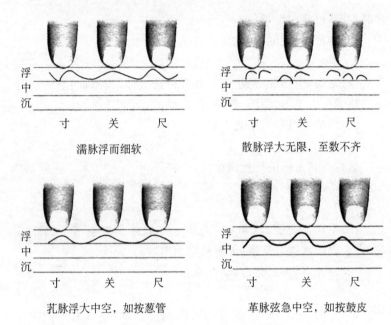

濡脉浮而细软

散脉浮大无限，至数不齐

芤脉浮大中空，如按葱管

革脉弦急中空，如按鼓皮

图6-1　浮类脉示意图

(二)沉类脉

1. 沉脉

(1)主病:主里证(是指邪气侵袭人体肌表后,邪气内传入里所出现的各种症状),沉而有力为里实(是指由于外邪侵袭人体,入里而化热,或是由于气滞血瘀、痰饮、食积等壅滞于肠胃,临床表现为壮热、烦渴、便秘等症状);沉而无力为里虚(是指由于人体的气血不足,脏腑功能衰退所引起的症候)。

(2)特征:轻取不应,重按始得。

2. 伏脉

(1)主病:主邪闭(是指疾病发展过程中,由于人体正气不足,致使邪气更为深入而难出,邪气阻遏阴阳气血的输布,因而出现脏腑功能闭塞不通的病症)，厥证(为平素因元气虚弱，或是因肝阳偏旺，或是因精神遭受过度刺激等因素，致使气机逆乱，引起蒙闭心神的症候。主要表现为突然晕倒、不省人事，四肢厥冷等症状)，痛证(由于体内气滞血瘀，或是痰饮、食积等因素，阻遏气血的运行，气血不通则疼痛内生)。

(2)特征：贴着筋骨，重按才得。

3. 牢脉

(1)主病：主阴寒内盛。

(2)特征：沉按实大弦长。

4. 弱脉

(1)主病：主气血亏虚。

(2)特征：沉而柔细。见图 6-2。

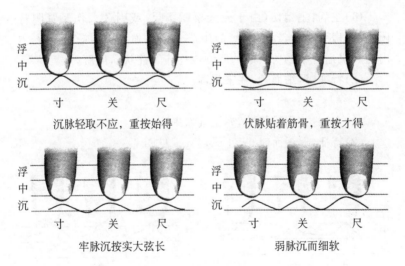

图 6-2　沉类脉示意图

(三)迟类脉

1. 迟脉

(1)主病:主寒证,迟而有力为寒实证或为实热证(是指人体的正气并不虚衰,但体内有寒邪停滞的症候。表现为食欲缺乏,畏寒肢冷,小便清长,腹痛,便秘,舌苔白,脉沉弦等症状);迟而无力为虚寒证(是指人体正气虚衰,且其体内有寒象的症候。临床表现为食欲缺乏,畏寒肢冷,面色苍白,大便稀薄,舌淡白,脉微细等症状)。

(2)特征:迟脉来去迟慢,一息三至。

2. 缓脉

(1)主病:主湿,或主脾虚。

(2)特征:比迟脉稍快,一息四至,脉来怠缓。

3. 涩脉

(1)主病:主精伤(由于先天禀赋不足,或因久病伤及肾阴肾阳,或因房劳过度,致使肾精的生成受阻),血少,气滞(是指人体内的气机运行不畅所引起的胀满或疼痛等症状),血瘀。

(2)特征:迟细而短,往来艰涩。

4. 结脉

(1)主病:主阴盛气结,亦主气血虚衰。

(2)特征:迟缓而时止,止无定数。见图6-3。

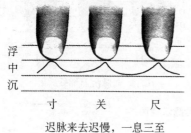

迟脉来去迟慢,一息三至

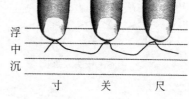

缓脉比迟脉稍快,一息四至,脉来怠缓

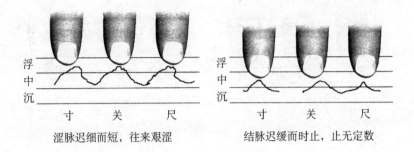

涩脉迟细而短，往来艰涩　　　结脉迟缓而时止，止无定数

图 6-3　迟类脉示意图

(四)数类脉

1. 数脉

(1)主病：主热，亦主虚证。

(2)特征：一息五至以上。

2. 疾脉

(1)主病：主阳极阴竭(人体内的实热特别炽盛，以至阴液严重亏损不足)，元气将脱。

(2)特征：一息七八至，脉来急疾。

3. 促脉

(1)主病：主阳盛实热，血瘀痰饮(痰饮泛指体内的水液由于运化不利，停积于脏腑经络或四肢等处的症候。其主要病因多与脾、肺、肾三脏的功能失调有关)，宿食停滞(主要病因为脾胃运化失常，食物消化不良而停积于胃肠的症候。主要表现为胸脘满闷，食欲缺乏，口苦口臭，舌苔厚腻等症状)；亦主元气虚衰。

(2)特征：数而时止，止无定数。

4. 动脉

(1)主病：主痛，亦主惊。

(2)特征：滑数而有力，脉形如豆，撅撅动摇。见图 6-4。

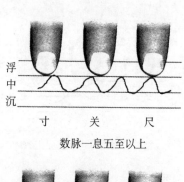

数脉一息五至以上

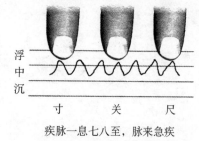

疾脉一息七八至，脉来急疾

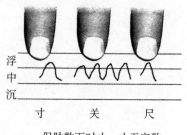

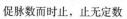

促脉数而时止，止无定数

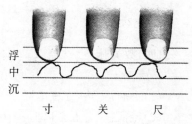

动脉滑数有力，脉形如豆，撅撅动摇

图 6-4　数类脉示意图

（五）虚类脉

1. 虚脉

（1）主病：主虚证。

（2）特征：举之无力，按之空虚。

2. 微脉

（1）主病：主气血诸虚。

（2）特征：极细极软，似有似无，至数不明。

3. 细脉

（1）主病：主气血两虚，亦主诸虚劳损。

（2）特征：脉细如线，但应指明显。

4. 代脉

(1)主病:主脏气衰微。

(2)特征:脉来动而一止,止有定数,良久方来。

5. 短脉

(1)主病:主气病,短而无力主气虚证(是指人体由于先天禀赋不足,或是重病久病损耗元气,出现身疲乏力、少气懒言,动则汗出、心悸等症状);短而有力主气实证(即"实证",是指由于外邪侵袭人体,入里而化热,或是由于气滞血瘀、痰饮、食积等壅滞于胃肠,临床表现为壮热、烦渴、便秘等症状)。

(2)特征:首尾俱短,不及本位。见图6-5。

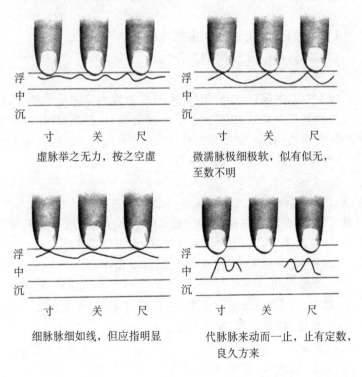

浮中沉
寸 关 尺
虚脉举之无力,按之空虚

浮中沉
寸 关 尺
微濡脉极细极软,似有似无,至数不明

浮中沉
寸 关 尺
细脉脉细如线,但应指明显

浮中沉
寸 关 尺
代脉脉来动而一止,止有定数,良久方来

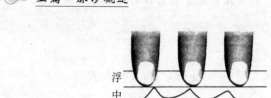

浮
中
沉

寸　关　尺

短脉首尾俱短，不及本位

图 6-5　虚类脉示意图

（六）实类脉

1. 实脉

（1）主病：主实证，亦主阴寒厥冷证。

（2）特征：浮中沉三部举按皆有力。

2. 长脉

（1）主病：主阳证，如肝阳（肝阳与肝阴皆为肝的重要部分，肝阳在某种意义上来说，几乎涵盖了肝气的成分，具有温煦气血，温通经脉的作用）有余，或阳盛内热证。

（2）特征：首尾端直，超过本位。

3. 滑脉

（1）主病：主痰饮，宿食，实热，蓄血（其主要病因为邪热入里，与血相搏，瘀血与邪热阻滞于少腹，上扰于心神所致。临床表现为身热、烦躁不安，发狂、少腹疼痛胀满，脉沉结等症状）。

（2）特征：脉往来流利，应指圆滑，如盘走珠。

4. 弦脉

（1）主病：主肝胆病，主痰饮，主诸痛，主疟疾，亦主虚证。

（2）特征：端直以长，如按琴弦。

5. 紧脉

（1）主病：主寒，主痛，亦主宿食。

（2）特征：脉来绷急，状如牵绳转索。见图 6-6。

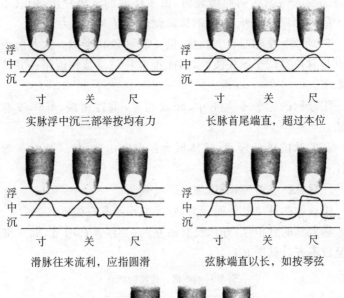

实脉浮中沉三部举按均有力

长脉首尾端直，超过本位

滑脉往来流利，应指圆滑

弦脉端直以长，如按琴弦

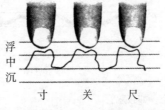

紧脉脉来绷紧，状如牵绳转索

图 6-6 实类脉示意图

六、常用 28 种脉象的脉理、鉴别与兼脉主病

1. 浮脉 切脉时，用指轻按在肌表上就可以感到搏动；当用力重按时，反而感到指下的搏动减弱，但脉体并没有空虚的感觉。

（1）脉理

①当外部有致病因素侵袭肌表时，人体卫气与外邪互相斗争，因此，脉气搏动有力，脉位浮而明显。

②当人体因久病而虚衰时,由于体内的气血亏虚,阳气不能附于阴液而浮越于外,此时的脉象就显得浮大而无力。

(2)鉴别:浮脉与芤、濡、虚、散 4 种脉象相类似。这些脉象的特点是脉位都位于肌表浅处,因此很容易与浮脉相混淆。其鉴别点如下。

①浮脉的脉形不大不小,轻取明显,重按稍减,脉体没有空虚感。

②芤脉的脉位轻浮,脉体形大却有空虚感,如同按在葱管上一样。

③濡脉的脉位浮,脉形细小而柔软。

④虚脉的脉象软弱而无力,脉形细小并有空虚感。

⑤散脉的脉位浮,好像没有根基的,如浮萍样散乱,脉形细小且至数不齐。见图 6-7。

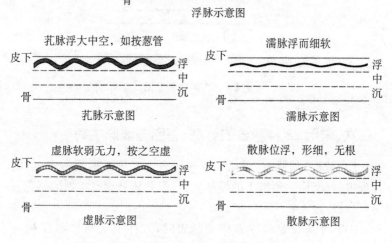

图 6-7　浮脉与相类似脉鉴别示意图

（3）兼脉主病

①兼脉浮紧主伤寒证。

②兼脉浮缓主中风证。

③兼脉浮数主风热证。

④兼脉浮虚主伤暑证。

⑤兼脉浮洪主热盛证。

⑥兼脉浮弦主头痛证。

⑦兼脉浮滑主风痰证。

2. 洪脉

（1）脉理：当人体内的邪热炽盛时，由于邪热会灼伤阴液，以至阳气独盛而冲击血脉，此时因脉管中的血液远远不及阳气的强盛，因此导致脉管扩张，出现脉来洪大，脉去稍减的洪脉。

（2）鉴别：洪脉与实脉相类似，脉象都是强盛有力。

①洪脉轻取时如波涛汹涌，来盛去衰，沉取时反而略为衰弱。

②实脉虽然不如洪脉狂急，但在浮取或沉取时，都极为有力，不论来去都十分强盛。见图6-8。

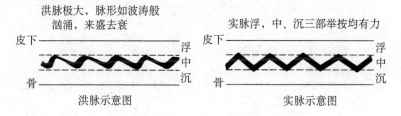

洪脉极大，脉形如波涛般汹涌，来盛去衰

实脉浮，中、沉三部举按均有力

洪脉示意图

实脉示意图

图6-8　洪脉与相类似脉鉴别示意图

（3）兼脉主病

①兼脉浮洪主表热证。

②兼脉沉洪主里热证。

③兼脉沉滑主痰热证。

④兼脉洪数主热盛证。

⑤兼脉洪大而长主暑温兼湿证。

3. 濡脉

(1)脉理

①濡脉主气血诸虚,当体内的气血亏损时,由于阳气衰弱而无力运行血液,以至血液冲击脉管的力道不足时,会出现浮软而无力的脉象。

②当湿邪壅阻于内时,由于气血的输布受到阻遏,此时也会出现濡脉。

(2)鉴别:濡脉与微脉、弱脉相类似,都属于细软无力的脉象。

①濡脉的脉位浮,轻取就能感觉得到。

②弱脉的脉位沉,必须重按才能感觉得到。

③微脉的脉位可在浮位或沉位,虽然细而柔软,却模糊不清,好像若有若无,欲绝非绝的形态表现。见图6-9。

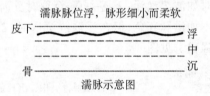

濡脉脉位浮,脉形细小而柔软

濡脉示意图

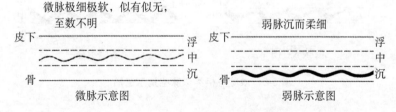

微脉极细极软,似有似无,至数不明

微脉示意图

弱脉沉而柔细

弱脉示意图

图6-9　濡脉与相类似脉鉴别示意图

(3)兼脉主病

①兼脉濡迟主虚冷证。

②兼脉濡数主阴精亏耗证或湿热证。

③兼脉濡涩主亡血证。

④兼脉濡缓主寒湿证。

4. 散脉

（1）脉理：当脏腑元气即将绝竭时，由于心力衰竭，阳气离散，以至血液难以正常运行，因此会出现脉象浮散而无根，时快时慢，没有规律的散脉。

（2）鉴别：散脉与濡、虚、芤脉相类似，都属于脉位浮的脉象。

①散脉浮散而无根，没有规律可言。

②濡脉的脉位浮，细小而柔软，且有脉律。

③虚脉的脉位浮大，浮、中、沉三候都软弱无力，却仍有根。

④芤脉的脉位浮大，浮取时脉管中空，大而柔软。见图 6-10。

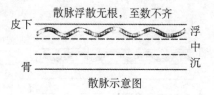

散脉示意图

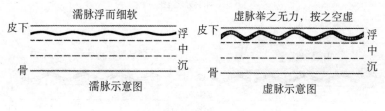

濡脉示意图　　　　　　　　　虚脉示意图

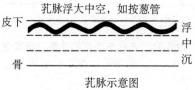

芤脉示意图

图 6-10　散脉与相类似脉鉴别示意图

5. 芤脉

(1)脉理:当人体因失血过多或是因体液大伤时,由于体内的血量突然减少,使得阴血不足以充润脉管,因而导致脉管空虚,此时阳气没有阴液可依附而浮越在外,于是形成脉管浮大中空的芤脉。

(2)鉴别:芤脉与革、虚两脉相类似,三者都具有脉管中空的脉象。

①芤脉浮大中空,如同按在葱管上,周围的脉管较为柔软。

②革脉也是浮大中空,却搏指有力,如同按在鼓皮上,周围的脉管较为刚硬。

③虚脉的脉位浮大,浮、中、沉三候皆软弱无力,却仍有根。见图 6-11。

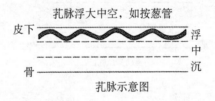

芤脉浮大中空,如按葱管

芤脉示意图

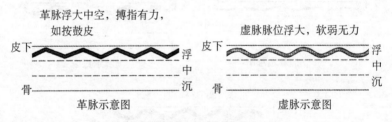

图 6-11　芤脉与相类似脉鉴别示意图

(3)兼脉主病

①兼脉浮芤主气阴两伤证。

②兼脉芤数主阴虚证。

③兼脉芤虚主亡血失精证。

④兼脉芤迟主失血正虚证。

6. 革脉

(1)脉理:当体内的精血严重亏损时,由于阴血不足以充润脉管,因而造成脉管空虚,此时阳气没有阴液可以依附而浮越在外,于是形成脉管浮大中空之革脉。

一般来说,革脉的脉象比芤脉更强而有力,显示革脉的阳气比芤脉更为强盛。

(2)鉴别:革脉与芤、虚脉两脉相类似,三者都具有脉管中空的脉象。

①革脉浮大中空,却搏指有力,如同按在鼓皮上,周围的脉管较为刚硬。

②芤脉的脉象浮大中空,如同按在葱管上,周围的脉管较为柔软。

③虚脉的脉位浮大,浮、中、沉三候皆软弱无力,却仍有根。见图 6-12。

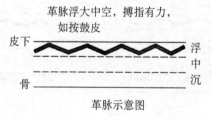

革脉示意图

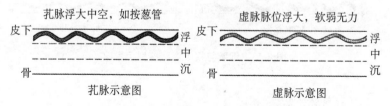

图 6-12 革脉与相类似脉鉴别示意图

7. 沉脉

（1）脉理

①里实证：当病邪入里时，如患者的气血充盛，能与病邪相对抗，正气与邪气相互争斗，以致出现沉而有力的脉象，称为里实证。

②里虚证：如患者的气血亏虚，无力输布气血，以致出现沉而无力的脉象，称为里虚证。

（2）鉴别

①沉脉位于筋骨处，重按才可获取。

②伏脉比沉脉的脉位更深，位于筋骨间，即使重按也不可得，必须贴着筋骨才能诊及脉象。

③牢脉与沉脉很类似，但脉形较为弦长，像是附着在筋骨上，似乎紧牢而不移。

④弱脉也位于沉位，脉象柔软而无力。见图 6-13。

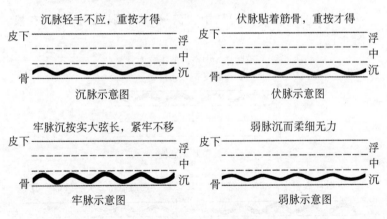

图 6-13　沉脉与相类似脉鉴别示意图

（3）兼脉主病

①兼脉沉迟主里寒证。

②兼脉沉数主里热证。

③兼脉沉缓主水湿证。

④兼脉沉涩主气郁证。

⑤兼脉沉滑主痰食证或湿热证。

⑥兼脉沉弦主内痛证。

⑦兼脉沉紧主冷痛证。

8．伏脉

(1)脉理

①当体内邪气炽盛时,容易阻遏气血的运行,以致脉气无法正常运行,因此会出现脉象深伏的伏脉。

②如因久病不愈而正气衰微时,阳气不足以鼓动血脉,也会出现伏脉。

(2)鉴别:伏脉与沉脉相类似。

①伏脉比沉脉的脉位更深沉,几乎是贴着筋骨。

②沉脉在浮位和中位都不明显,只有重按到筋骨时,才能感觉到搏动。见图6-14。

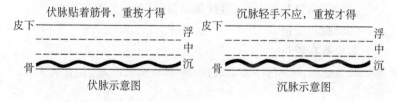

图 6-14　伏脉与相类似脉鉴别示意图

9．牢脉

(1)脉理:当体内的阴寒亢盛时,由于寒邪的特性为收引凝滞,以致阳气潜藏而难以升张,因此会出现沉而弦长,牢固不移的牢脉。

(2)鉴别:牢脉与沉脉、伏脉相类似。但牢脉比沉脉深沉,几乎是贴着筋骨固定不移的搏动。但相对来说,牢脉还比不上伏脉来得深沉。见图 6-15。

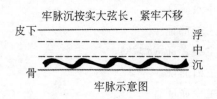

牢脉沉按实大弦长，紧牢不移

皮下 ——————————————— 浮
　　　——————————————— 中
　　　　　　　　　　　　　　　 沉
骨 ———————————————

牢脉示意图

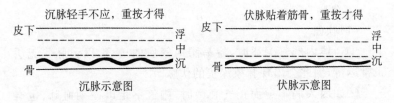

沉脉轻手不应，重按才得

皮下 ——————————— 浮
　　　——————————— 中
　　　　　　　　　　　　 沉
骨 ———————————

沉脉示意图

伏脉贴着筋骨，重按才得

皮下 ——————————— 浮
　　　——————————— 中
　　　　　　　　　　　　 沉
骨 ———————————

伏脉示意图

图 6-15　牢脉与相类似脉鉴别示意图

10. 弱脉

(1)脉理:当体内的气血不足时,由于血液不能充盈脉道,阳气无力推动血液的运行,因此会出现沉而细软的弱脉。

(2)鉴别:弱脉与濡脉、微脉相类似,都是细软而无力的。

①弱脉在沉位。

②濡脉在浮位。

③微脉可出现在浮位或沉位,脉象却模糊不清,若有若无,欲绝非绝。

④细脉脉形细小,却应指明显,不似微脉的体象模糊不清。见图 6-16。

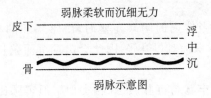

弱脉柔软而沉细无力

皮下 ——————————— 浮
　　　——————————— 中
　　　　　　　　　　　　 沉
骨 ———————————

弱脉示意图

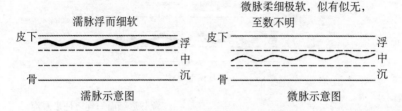

图 6-16 弱脉与相类似脉鉴别示意图

（3）兼脉主病

①兼脉涩弱主血虚证、血瘀证。

②兼脉弱微主气衰证。

③兼脉弱数主阴虚证、血虚证。

11．迟脉

（1）脉理：迟脉不仅主寒证，亦主热证。这是因为当体内的寒邪或热邪炽盛时，由于气血的运行受到阻滞，此时，如出现迟而无力的脉象，则提示为虚寒证；如出现迟而有力的脉象，则提示为寒实证或实热证。因此，对于迟脉的鉴别，应当谨慎。

（2）鉴别：迟脉与缓脉、涩脉相类似。三者的脉象都比正常脉稍慢。

①迟脉一息只有三至。

②缓脉比迟脉略快，一息四至。

③涩脉的脉形偏细且短促，往来艰涩，因此脉率比正常脉稍慢。见图 6-17。

（3）兼脉主病

①兼脉浮迟主表寒证。

②兼脉沉迟主里寒证。

③兼脉迟滑主痰饮证。

④兼脉迟涩主血瘀证或血虚证。

⑤兼脉迟细主气虚证。

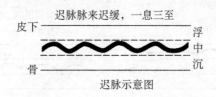

迟脉脉来迟缓,一息三至

皮下 ─────────────── 浮
                         中
骨 ─────────────── 沉

迟脉示意图

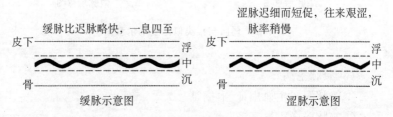

缓脉比迟脉略快,一息四至

皮下 ─────────────── 浮
                         中
骨 ─────────────── 沉

缓脉示意图

涩脉迟细而短促,往来艰涩,
脉率稍慢

皮下 ─────────────── 浮
                         中
骨 ─────────────── 沉

涩脉示意图

图 6-17 迟脉与相类似脉鉴别示意图

12. 缓脉

(1)脉理:当体内的脾气虚弱或是湿邪内困时,由于气血的运行不畅,气血不足以充盈脉管,此时就会出现脉来怠慢的缓脉。

(2)鉴别:缓脉与迟脉、涩脉相类似。

①缓脉比迟脉略快,一息四至。

②迟脉一息只有三至。

③涩脉的脉形偏细且短促,往来艰涩,因此脉率比正常脉稍慢。见图 6-18。

(3)兼脉主病

①兼脉浮缓主伤风或风湿证。

②兼脉沉缓主寒湿证或湿痹证。

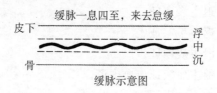

缓脉一息四至,来去怠缓

皮下 ─────────────── 浮
                         中
骨 ─────────────── 沉

缓脉示意图

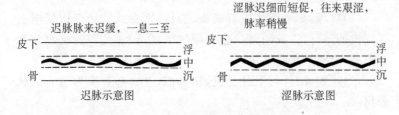

图 6-18　缓脉与相类似脉鉴别示意图

③兼脉缓而滑主脾热证。

④兼脉缓弱主气虚证。

13. 涩脉

(1)脉理:当体内由于精伤、血少、气滞、血瘀等因素阻遏气血运行,导致脉气往来艰涩时,就会出现往来艰涩的涩脉。

(2)鉴别:涩脉与结脉相类似,两者的脉象都较为迟缓。

①涩脉是因为脉象不流利,往来艰涩,感觉较为迟缓。

②结脉的脉象迟缓,虽然没有往来艰涩感,但会突然欲止,并且每次歇止的间隔也没有一定的规律性。见图 6-19。

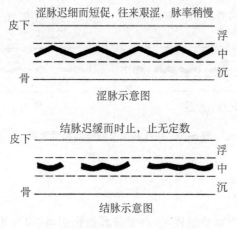

图 6-19　涩脉与相类似脉鉴别示意图

14. 结脉

(1)脉理:如果因体内有瘀血、痰饮、宿食或气滞等因素阻遏了气机的运行,以致阴液独盛而阳气潜藏不和,此时就会出现脉来迟缓,时而一止的结脉。

(2)鉴别:结脉与促脉、代脉相类似,三者都有突然歇止的脉象出现。

①结脉的脉象迟缓,每次歇止的间隔没有一定的规律性,歇止的时间较为短暂。

②促脉的脉象急而数,每次歇止的间隔也没有一定的规律性,歇止的时间较为短暂。

③代脉比促脉迟缓,每到一定的规律就会突然歇止,每次歇止的时间较长。见图 6-20。

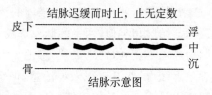

结脉示意图

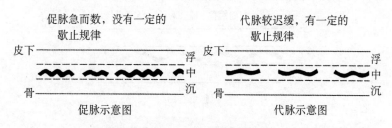

促脉示意图　　　　　　　　　　代脉示意图

图 6-20　结脉与相类似脉鉴别示意图

15. 数脉

(1)脉理

①当体内邪热炽盛时,由于热邪灼伤阴液,以致阳气亢奋,气

血急速地运行,因此会出现数脉。

②如是阴虚严重的患者,由于阴液亏虚,以致虚热内生,此时也会出现虚而无力的数脉。

(2)鉴别:数脉与疾脉、滑脉、动脉相类似,四者的脉率都较快。

①数脉在一息之间,脉来超过 5 次以上。

②疾脉的脉率比数脉更快,一息七八至以上,相当于每分钟 140 次以上。

③滑脉往来非常流畅,脉形圆滑而流利,如圆珠般反复旋转。

④动脉如豆般圆滑,脉象滑数而有力,但却摇摆不定。见图 6-21。

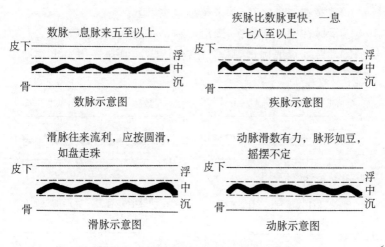

图 6-21 数脉与相类似脉鉴别示意图

(3)兼脉主病

①兼脉浮数主表热证。

②兼脉沉数主里热证。

③兼脉数洪主热盛证。

④兼脉数弦数滑主肝火痰热证。

16. 疾脉

（1）脉理

①当体内实热炽盛时，由于热邪灼伤阴液，使得阳气亢奋，因此会出现脉象急疾的疾脉。

②如罹患阴液枯竭之虚证，由于阳气没有阴液可依附而浮越于外，此时也会出现脉象疾而无力的疾脉。

（2）鉴别：疾脉与数脉、滑脉、动脉相类似，四者的脉率都较快。

①疾脉的脉率比数脉更快，一息七八至以上，相当于每分钟140 次以上。

②数脉在一息之间，脉来超过 5 次以上。

③滑脉往来非常流畅，圆滑流利，如圆珠般反复旋转。

④动脉如豆般圆滑，脉象滑数而有力，但却摇摆不定。见图6-22。

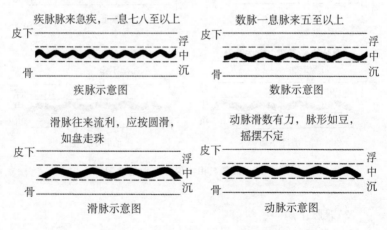

图 6-22　疾脉与相类似脉鉴别示意图

17. 促脉

(1)脉理:当体内由于瘀血、痰饮和宿食等因素阻遏气机的运行,或是热邪炽盛,阳气亢奋时,以致体内阴阳失调,此时便会出现脉象急促,突然歇止的促脉。

(2)鉴别:促脉与结脉、代脉相类似,三者都具有突然歇止的脉象。

①促脉的脉象急数,每次歇止的间隔没有一定的规律,歇止的时间较为短暂。

②结脉的脉象迟缓,每次歇止的间隔没有一定的规律,歇止的时间较为短暂。

③代脉比促脉迟缓,每到一定的规律就会突然歇止,每次歇止的时间较长。见图6-23。

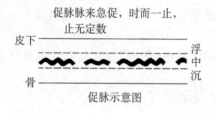

促脉脉来急促, 时而一止,
止无定数

促脉示意图

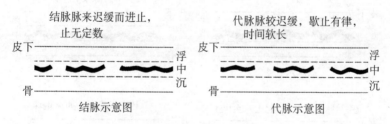

结脉脉来迟缓而进止,
止无定数

结脉示意图

代脉脉较迟缓, 歇止有律,
时间软长

代脉示意图

图6-23　促脉与相类似脉鉴别示意图

(3)兼脉主病

①兼脉浮而促主阳明温病。

②兼脉促而有力主实邪郁滞证。

③兼脉促而无力主真元虚衰证。

18．动脉

(1)脉理

①当体内有瘀血、气滞等痛证时，容易导致阴阳失调；或当惊恐慌张时，则易导致气血紊乱，这些因素会使得体内气血的运行升降失常，此时就会出现厥厥动摇，滑数有力的动脉。

②如人体的气血失去制约而窜动，以致阴阳气血在脉管中相互搏击，就会出现脉管随着气血窜动而摇摆不定的动脉。

(2)鉴别：动脉与数脉、疾脉、滑脉相类似，四者的脉率都较快。

①动脉如豆粒般圆滑，脉象滑数而有力，但却摇摆不定。

②数脉在一息之间，脉来超过5次。

③疾脉比数脉更快，一息七八至以上，相当于每分钟140次以上。

④滑脉往来非常流畅，圆滑流利，如圆珠般反复旋转。见图6-24。

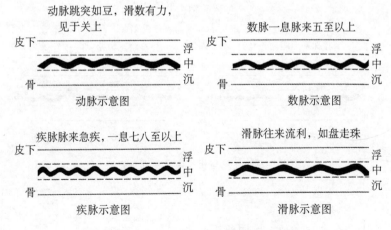

图6-24　动脉与相类似脉鉴别示意图

（3）兼脉主病

①兼脉动弱主惊悸证。

②兼脉动数主热证。

③兼脉动实主痛证。

④兼脉动滑主痰湿证。

19. 虚脉

（1）脉理

①当体内阳气亏虚时，由于推动血液运行的力量较弱，因此出现软弱无力的虚脉。

②当血液不足时，由于阳气没有阴液可依附而浮越于外，此时也会出现脉管形体虚大而软的虚脉。

（2）鉴别：虚脉与浮脉、芤脉、濡脉和散脉相类似。这些脉象的主要特点都是位于肌表浅处。

①虚脉无论是浮中沉取，脉象都是软弱无力，脉形细小，且有空虚感。

②浮脉的脉形不大不小，轻取明显，重按稍减，脉体没有空虚感。

③芤脉的脉位浮，脉象的外形很大，里头却空空如也，如同按在葱管上，有空虚感。

④濡脉的脉位浮，脉形细小而柔软。

⑤散脉的脉位浮，好像没有根一样散乱，脉形细小，且至数不齐。见图 6-25。

（3）兼脉主病

①兼脉浮虚主气虚证。

②兼脉表虚主自汗症。

③兼脉沉虚主里虚证。

④兼脉虚涩主血虚证。

⑤兼脉虚数主阴虚证。

⑥兼脉虚迟主虚寒证。

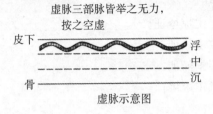

虚脉三部脉皆举之无力，
按之空虚

虚脉示意图

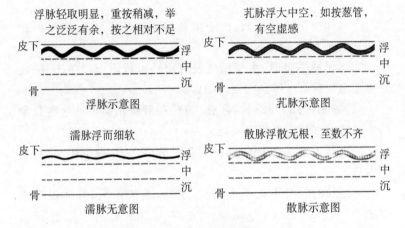

浮脉轻取明显，重按稍减，举
之泛泛有余，按之相对不足

浮脉示意图

芤脉浮大中空，如按葱管，
有空虚感

芤脉示意图

濡脉浮而细软

濡脉无意图

散脉浮散无根，至数不齐

散脉示意图

图 6-25　虚脉与相类似脉鉴别示意图

20. 微脉

（1）脉理：当体内阳气或阴液亏虚严重时，由于阳气不足以推动血液的运行，以致血液不能充润脉管，因此出现模糊不清，若有若无，欲绝非绝的微脉。

（2）鉴别：微脉与弱脉、濡脉和细脉相类似，都是细软而无力的。

①微脉出现在浮位或沉位，脉象模糊不清，若有若无，欲绝非绝。

②弱脉位于沉位。

③濡脉位于浮位。

④细脉的脉形细小,却应指明显,不似微脉的脉象模糊不清。见图 6-26。

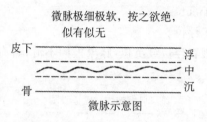

微脉极细极软,按之欲绝,似有似无

微脉示意图

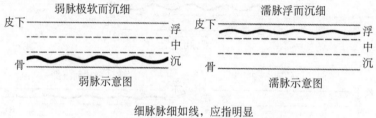

弱脉极软而沉细

弱脉示意图

濡脉浮而沉细

濡脉示意图

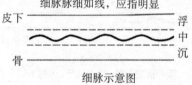

细脉脉细如线,应指明显

细脉示意图

图 6-26 微脉与相类似脉鉴别示意图

(3)兼脉主病

①兼脉浮微主气衰证。

②兼脉沉微主阴虚证。

③兼脉微涩主亡血证。

21.细脉

(1)脉理

①当人体气血亏虚时,由于血液不能充润脉管,阳气也不足以鼓动血液,因此就会出现脉体缩小而无力的细脉。

②当湿邪壅阻于内,或邪热深入营血时,也见出现细脉。

（2）鉴别

①细脉的脉形细小，却跳动明显，不似微脉的脉象模糊不清。

②弱脉位于沉位。

③濡脉位于浮位。

④微脉出现在浮位或沉位，脉象模糊不清，若有若无，欲绝非绝。见图6-27。

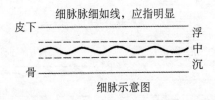

细脉示意图

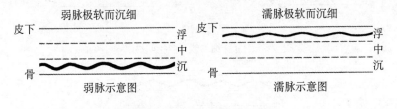

弱脉示意图　　　　　　　　濡脉示意图

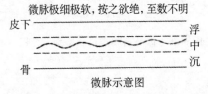

微脉示意图

图6-27　细脉与相类似脉鉴别示意图

（3）兼脉主病

①兼脉细弦主肝肾阴虚证。

②兼脉细数主阴虚证或血虚有热证。

③兼脉细涩主血虚证或血瘀证。

④兼脉细微主阳虚阴盛证。

⑤兼脉沉细主里虚证或湿痹证。

22. 代脉

(1)脉理

①当人体气血亏虚,脏气衰微,或因伤风、痛极、惊恐、跌打损伤等因素,以致脉气无法连续搏动,此时就会出现代脉。

②如妇女妊娠时出现代脉,这是因为体内的气血用于养胎的缘故。

(2)鉴别:代脉和结脉、促脉相类似,三者具有突然歇止的脉象出现。

①代脉比促脉迟缓,每到一定时间就会突然歇止,每次歇止的时间较长。

②结脉的脉象迟缓,每次歇止的间隔没有一定的规律,歇止的时间较为短暂。

③促脉的脉象急数,每次歇止的间隔也没有一定的规律,歇止的时间较为短暂。见图6-28。

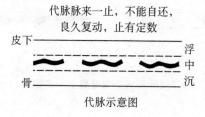

代脉示意图

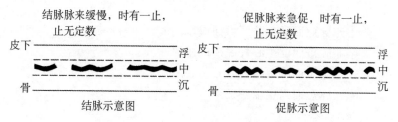

结脉示意图　　　　　　促脉示意图

图6-28　代脉与相类似脉鉴别示意图

(3)兼脉主病

①兼脉代而缓弱主脏气衰微证。

②兼脉代而兼数主伤风、痛极或惊恐。

23. 短脉

(1)脉理

①短而无力：当阳气亏虚,推动血液运行的力量薄弱时,就会出现脉短而无力的短脉。

②短而有力：如因气滞、血瘀、痰饮、食积等因素,导致脉气受阻而难以升张,此时就会出现短而有力的短脉。

(2)鉴别：短脉与动脉相类似,两者都具有短小的脉形。

①短脉形体短小,不能满部。

②动脉如豆粒般圆滑,脉象滑数而有力,却摇摆不定。见图6-29。

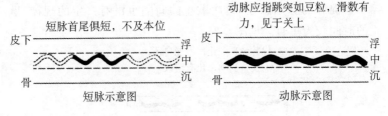

图6-29　短脉与相类似脉鉴别示意图

(3)兼脉主病

①兼脉短而浮主肺气虚证或血涩证。

②兼脉短而涩主心气虚证或血涩证。

③兼脉短而沉主痞证或心脉瘀阻证。

④兼脉短而迟主虚寒证。

24. 实脉

(1)脉理：当体内邪气亢盛而正气不虚时,邪气与正气相互搏击,使得脉管内的气血壅阻而亢盛,脉管坚硬而饱满,因此脉来时跳动坚实而有力。

（2）鉴别：实脉与紧脉、牢脉和洪脉相类似，同样为脉势较强的脉象。

①实脉虽然不如洪脉狂急，但不论浮取或沉取时，都极为有力，来去非常强盛。

②紧脉绷急有力，如转绳索样。

③洪脉轻取就能感受到如波涛般汹涌，来盛去衰的脉势，沉取时反而略为衰弱。见图6-30。

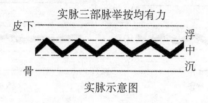

实脉示意图

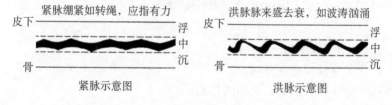

紧脉示意图　　　　　　　　　洪脉示意图

图6-30　实脉与相类似脉鉴别示意图

（3）兼脉主病

①兼脉浮实主表邪实证。

②兼脉沉实主里邪实证、胀满证、闭结证、积滞证。

③兼脉洪实主实热证。

④兼脉滑实主痰凝证。

25. 长脉

（1）脉理

①正常人的长脉表现为脉气畅通，脉象长而柔缓，此时称为

平脉(正常脉)。

②如体内的肝阳亢盛有余,或阳盛而内热时,邪气与正气会相互搏击,此时就会出现脉象长直而强硬的长脉。

(2)鉴别:长脉与弦脉相类似,两者的脉象都显得直直长长。

①长脉超过本位,远远超过寸关尺三部的每一部。

②弦脉的脉管如同绷紧的琴弦,虽然缺少圆滑的流畅感,却不超过本位。见图6-31。

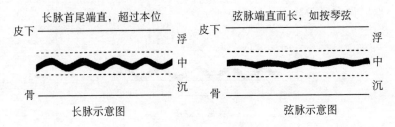

图6-31　长脉与相类似脉鉴别示意图

(3)兼脉主病

①兼脉长弦主肝病。

②兼脉长洪有力主阳明热盛证。

③兼脉长实主邪气内结证。

④兼脉长滑主痰热壅盛证。

⑤兼脉长而沉细主积聚证。

26. 滑脉

(1)脉理

①当体内邪气壅盛时,如人体的正气并不因此而衰减,邪气与正气相互搏击,以致气机实盛而血脉奔涌,因此,脉象表现多为往来极为流利,指下圆滑而流畅无阻。

②当正常人出现滑脉时,脉象必定表现为滑而和缓,这是由于气血充盛,血脉流畅的缘故,因此脉来滑而和缓。

③如妇女于妊娠时出现滑脉,则是体内气血充盛且调和的

表现。

(2)鉴别:滑脉与数脉相类似,两者的脉率都较快。

①滑脉往来非常流畅,脉形圆滑而流利,如圆珠般反复旋转。

②数脉在一息之间,脉来超过 5 次以上。见图 6-32。

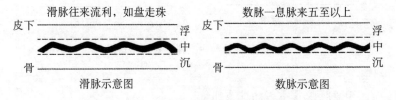

图 6-32　滑脉与相类似脉鉴别示意图

(3)兼脉主病

①兼脉浮滑主风痰证。

②兼脉沉滑主痰食证。

③兼脉滑数主痰火证,或湿热证,或热盛证。

④兼脉滑弦主痰聚证。

27. 弦脉

(1)脉理:弦脉是脉气紧张的表现。

①肝的功能主要为疏泄与调畅气机,本应以柔和为贵,如因为邪气壅滞于体内,以致肝的疏泄功能失常,气机壅塞不畅时,就会出现弦脉。

②如因里有瘀血痛证,或痰饮壅结,导致气机阻滞,阴阳不和时,脉气因而紧张不畅,此时也会出现弦脉。

(2)鉴别:弦脉与紧脉相类似,两者脉气皆紧张。

①弦脉端直而长,如按在琴弦之上,无绷急之势。

②紧脉如按在拉紧的绳索上,脉绷急而有力。见图 6-33。

(3)兼脉主病

①兼脉弦数主肝胆实火证。

②兼脉弦迟主虚寒证。

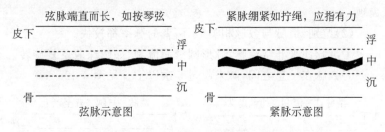

图 6-33 弦脉与相类似脉鉴别示意图

③兼脉弦紧主诸痛证或疝气。

④兼脉弦细主拘急证。

⑤兼脉浮弦主支饮证、风邪头痛证。

⑥兼脉弦滑主痰饮证。

⑦兼脉弦大无力主虚证。

28. 紧脉

(1)脉理:当寒邪侵袭人体后,由于寒邪的特性为收引凝滞,以致脉管紧缩而拘急,因此出现脉来绷急的紧脉。

(2)鉴别:紧脉与弦脉相类似,两者的脉象都很紧张。

①紧脉的脉形紧张而有力,如同拉紧的绳索般弹指而绞转不定。

②弦脉如同绷紧的琴弦,虽然缺少圆滑的流畅感,却不像紧脉弹指而绞转不定。见图 6-34。

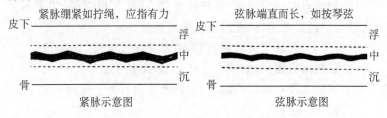

图 6-34 紧脉与相类似脉鉴别示意图

（3）兼脉主病

①兼脉浮紧主表寒实证。

②兼脉沉紧主里寒证或痰饮宿食证。

③兼脉紧弦主痛证或痉病。

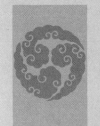

下篇 辨脉诊病

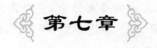

第七章

外 感 病

一、感冒

感冒,俗称"伤风",是感受风邪,引起肺卫功能失调,临床出现鼻塞、流涕、喷嚏、恶寒、发热、头痛、全身不适等症状的一种外感性疾病。

该病证相当于西医学中的普通感冒、急性上呼吸道感染等。该病四季皆发,以冬、春两季最为多见,邪毒由口鼻或皮毛而入,病程较短,一般3～7日,不传变,部分患者病及脾胃,而表现为胸闷、恶心、呕吐、食欲减退、大便稀溏等症状。其脉象为:春季夹热多浮数,冬季夹寒多浮紧,夏季夹暑多濡数,秋季夹燥多浮弱等。感冒的脉象辨析如下。

1. **脉浮数**　多为风热犯肺,肺卫功能失调所致。症见鼻塞喷嚏、流稠涕、发热或高热,微恶风、汗出口干、咽痛、咳嗽痰稠、舌苔薄黄。

2. **脉浮紧**　多为风寒袭表,肺卫功能失调所致。症见鼻塞声重,喷嚏连连、时流清涕、恶寒、不发热或微热、无汗、周身酸痛、咳嗽痰白质稀、舌苔薄白。

3. **脉濡数**　多为暑邪袭表,肺卫功能失调所致。症见发热、汗出热不解、鼻塞、时流浊涕、头昏重胀痛、身重倦怠、心烦口渴、胸闷欲呕、尿短赤、舌苔黄腻。

4. **脉浮无力**　多为素体气虚,复感外邪所致。症见恶寒较重,或发热、热势不高、鼻塞流涕、头痛无汗、肢体倦怠乏力、咳嗽咳痰无力、舌质淡、苔薄白。

5. **脉浮数有力** 多为风寒外束、表寒未解、入里化热所致。症见发热、恶寒、无汗口渴、鼻塞声重、咽痛、咳嗽气急、痰黄黏稠、尿赤便秘、舌苔黄白相兼。

6. **脉细数** 多为阴虚津亏、感受外邪所致。症见身热、手足心热、微恶风寒、少汗、头昏心烦、口干、干咳少痰、鼻塞流涕、舌红少苔。

二、中暑

中暑,是指夏季在高温或烈日下劳作,或处于气候火热湿闷的环境,暑热或暑湿秽浊之邪卒中脏腑、热闷心神,或热盛伤津、引动肝风,或暑闭气机所致。以高热汗出、烦躁口渴、神昏抽搐,或呕恶腹痛、头痛为主要表现的时行性热病。

该病证相当于西医学的中暑及高温损伤。其脉象暑热郁表多见浮数有力,脉浮芤者,提示元气受伤;脉细数无力,提示本元虚弱;脉滑数者,提示热甚。暑湿困脾者,多见濡弱脉;湿热交蕴者,多见濡数脉;热燔脏腑者,多见浮洪数或弦滑数脉;脉沉数者,提示热邪内陷。脉弦紧者,提示热入肝肾。脉沉细弱数者,提示汗多亡阳、津气两脱。弦紧细数者,提示汗多亡阴、肝风内动。

总之,伤暑病者,虚证状态较多,故脉象以濡、细、弱居多;在炎暑季节,临证见该脉象,若无特殊原因者,大可疑为伤暑所致。中暑之热闭证,早期都是实证,故脉象以洪大数为主,兼弦、滑者不少;出现沉细弱脉时,是转向内闭外脱之凶兆。临证者,尤应详察之。中暑的脉象辨析如下。

1. **脉洪大** 多为暑热内郁所致。症见壮热烦躁,头痛头晕,口渴多饮,汗多体倦,面赤气粗,舌质红、苔黄而少津。

2. **脉濡数** 多为暑湿袭表所致。症见身热少汗,微恶风,心烦口渴或黏腻,渴不多饮,肢体酸重或疼痛;鼻流浊涕,胸闷泛恶,小便短赤;舌苔薄黄而腻。

3. 脉弦数　多为暑热动风所致。症见壮热不退,躁动不宁或神昏,四肢抽搐,角弓反张,牙关紧闭,双目上视,面赤息粗,舌质红、苔黄少津。

4. 脉滑数或沉　多为热闭心神所致。症见发热口渴,神志躁扰不宁或昏迷,全身灼热,小便短赤,息粗气喘,面赤,舌质红、苔黄。

5. 脉细数无力　多为暑伤气阴所致。症见发热,汗多或无汗,口渴心烦,神疲思睡,气短乏力,小便短黄,大便干结,或见口燥咽干,五心烦热,四肢抽搐或痉挛性疼痛,肢体颤震,舌质红、苔黄而少津。

6. 脉弦或沉　多为暑闭气机所致。症见发热无汗,烦躁不适,胸闷脘痞,恶心呕吐,剧烈头痛或头痛而胀,甚或神昏、耳聋、肢厥,舌质红、苔黄。

7. 脉数无力　多为感受暑热,热伤肺络所致。症见咯血、衄血、身热,咳嗽气促,头目不清,舌质红、苔黄。

8. 脉细欲绝　多为气虚阳脱所致。症见冷汗淋漓,四肢厥冷,神志不清,尿少,面色苍白,呼吸浅促,舌质淡、苔白。

三、痢疾

痢疾是因外感时邪疫毒,内伤饮食而致邪蕴肠腑,气血壅滞、传导失司,以腹痛腹泻、里急后重、排赤白脓血便为主要临床表现的具有传染性的外感疾病。

该病证可见于西医学中的细菌性痢疾、阿米巴痢疾等疾病。本病发病前常有不洁饮食史,多流行于夏秋之交季节。初期有食欲减退、恶心呕吐,继而腹部阵痛,痛而欲便,便而不爽。腹泻开始有稀溏粪便,尔后即见排出物呈白色胶冻状如鱼脑,或沾有"赤膜薄血",随后为赤红色胶冻样物,每日大便次数 10～20 次不等,里急后重感显著,病情一般在 2 周左右。其脉象可表现为滑数,微细欲绝、濡缓、沉细而弱、濡软或虚数等。痢疾的脉象辨析如下。

1. 脉滑数　多为肠道湿热所致。症见腹痛阵阵、痛而拒按，便后腹痛暂缓，痢下赤白脓血、黏稠如胶冻、腥臭、肛门灼热、小便短赤、舌苔黄腻。

2. 脉滑数或微细欲绝　多为热毒蕴肠所致。症见起病急骤、高热、呕吐，继而大便频频，以致失禁，痢下鲜紫脓血，腹痛剧烈，里急后重感明显，更甚者津液耗伤、四肢厥冷、神志昏蒙，或神昏不清、呕吐频繁、惊厥频频、瞳仁大小不等、舌质红绛、舌苔黄燥。

3. 脉濡缓　多为肠道寒湿所致。症见腹痛拘急，痢下赤白黏冻，白多赤少，或纯为白冻，里急后重，脘胀腹满，头身困重，舌苔白腻。

4. 脉濡软或虚数　多为脾虚湿热所致。症见初痢、暴痢之后，长期迁延不愈，时发时止、腹胀食少、倦怠怯冷，常遇饮食不当、受凉、劳累而发，发作时大便次数增多、大便经常或间有赤白黏冻、舌质淡、苔腻。

5. 脉沉细而弱　多为脾胃虚寒所致。症见腹部隐痛，缠身不已，喜按喜温，痢下赤白清稀、无腥臭，或为白冻，甚则滑脱不禁，肛门坠胀，便后更甚；形寒畏冷，四肢不温；食少神疲，腰膝酸软，舌质淡、苔薄白。

第八章

疫 病

一、春温

春温,又称为"春瘟",是指因温热疫毒经口鼻而入,侵及营血,上犯于脑,扰乱神明所致。

以冬春季骤起高热,头痛,项强,呕吐,发斑,烦躁,继则神昏、惊厥为主要临床表现的疫病类疾病。

该病证相当于西医学的流行性脑脊髓膜炎、冬春季散发性脑炎。本病主要见于儿童,多数患者具有传染性和流行性,初起可见表证,短时间内骤起高热,头痛,呕吐呈喷射状,颈项强直,烦躁不安,皮肤黏膜有斑疹,甚至神昏谵语或惊厥抽搐,小儿前囟隆起,脑膜刺激征阳性。其脉象表现多为数、细数、沉而细数、滑数或弦数、沉而细数或洪数、细数或虚软而数、细数或细弱等。春温的脉象辨析如下。

1. 脉数 多为热闭心包所致。症见全身灼热,神昏谵语,或昏聩不语,舌謇肢厥,舌质绛、苔黄。

2. 脉细数 多为营热炽盛所致。症见身热夜甚,心烦躁扰,甚或时有谵语,斑疹隐隐,咽干口燥而不甚渴,舌质绛、苔干。

3. 脉细数 亦可为热盛动血所致。症见身躁扰动,昏昏谵语,斑色紫黑,显露成片成块,或吐衄便血,舌质深绛。

4. 脉沉而细数 多为邪留阴分所致。症见夜热早凉,热退无汗,能食形瘦,舌质红、苔少。

5. 脉滑数或弦数 多为卫气同病所致。症见发热微恶风寒,或寒战,头痛项强,面赤汗出,恶心呕吐,咽喉肿痛,口渴引饮,心烦嗜睡。小儿可见惊跳,舌质红、苔白或微黄。

6. 脉沉而细数或洪数 多为气血两燔所致。症见壮热口渴,头痛欲裂,颈项强直,手足抽搐,甚则角弓反张,婴儿前囟膨隆,烦躁不安,神昏谵语,干呕频作,或呕吐如喷,肌肤发斑,或吐血、衄血等,舌质绛,苔黄。

7. 脉细数或虚软而数 多为阴虚内热所致。症见身热,心烦不得卧,或烦闷不安,或低热不退,手足心热,咽干齿黑,或神倦耳聋,舌质绛、苔干。

8. 脉细数或细弱 多为内闭外脱所致。症见神昏谵语,或不语如尸,躁扰不安,气短息促,手足厥冷,冷汗自出,大便秘结,舌质绛而色黯、苔干起刺。

二、暑温

暑温,又称为"暑瘟",是指因暑热疫毒随蚊子叮咬而进入人体,上犯肺卫,扰乱神明所致。

以暑季骤起高热,头痛,呕吐,项强,甚则神昏、抽搐为主要表现的疫病类疾病。

该病证相当于西医学的流行性乙型脑炎。多集中发生于夏至至处暑期间,呈季节性流行,好发于10岁以下的儿童。初起较少卫分过程,发病以高热、汗多、烦渴、脉洪等入气分的里热见证为典型表现。病程中变化较快,可有化火、生痰、生风等较多病理变化,易见出现津气欲脱、内闭、动风等严重证候。其脉象表现多为滑、浮数、细数而涩、洪数或细数、弦细等。暑温的脉象辨析如下。

1. 脉滑 多为痰蒙心窍所致。症见疾病后期,痴呆失语,神志恍惚不清,智能减退,言语謇涩,喉间痰鸣,流涎,呼吸不畅,四肢拘急,舌质红、苔腻。

2. 脉浮数 多为卫气同病所致。症见壮热微恶风寒,头痛,汗出,神倦,嗜睡,心烦口渴,面赤气粗,或呕吐,小便短赤,舌质红、苔薄白或微黄。

3. 脉细数而涩　多为瘀热入络所致。症见低热不退,肢体痿软瘫痪,或失语、痴呆,口干咽燥,大便秘结,小便黄赤,舌质红或有苔点、苔少。

4. 脉洪数或细数　多为气营两燔所致。症见高热灼手,头痛呕吐,颈项强直,烦躁不安,嗜睡或昏迷不醒,时有谵语,甚至痉厥抽搐,汗多气粗,口渴引饮,小便色黄,红质红绛,苔黄而干燥。

5. 脉弦细　多为肝肾阴虚所致。症见疾病后期,手足拘挛或瘛疭,口舌颤震,舌强语謇,心悸,烦热,舌体萎、舌质绛而无苔。

三、湿温

湿温,又称为"湿瘟",是因湿热疫疠之邪,经口鼻而入,蕴结于中焦,阻滞气机,湿热熏蒸弥漫所致。

以持续发热,脘痞腹胀,苔腻,脉缓,神情淡漠,玫瑰疹或白疹,左胁下痞块为主要表现的疫病类疾病。

该病证相当于西医学的伤寒及副伤寒。多见于夏秋两季,以儿童及青、壮年居多。起病较缓,初起时虽有恶寒发热,但热势不扬,且头身重痛,胸闷脘痞,舌苔垢腻,脉濡缓;传变较慢,病势缠绵,故病程较长,其中以湿热留恋气分阶段较长。病程中易见白痞,后期可见便血的严重证候。其脉象表现多为濡数、濡缓、细数、虚或濡数、濡滑而数、细数或弦数等。湿温的脉象辨析如下。

1. 脉濡数　多为气分湿热所致。症见高热,汗出而热不减,口渴而不欲饮,胸脘痞闷,恶心欲呕,大便溏泄,小便色黄,舌质红、苔黄滑腻。

2. 脉濡缓　多为湿郁卫分所致。症见恶寒少汗,身热不扬,午后热较甚,头痛而重,身重肢倦,胸脘痞闷,舌尖边红、苔白腻。

3. 脉细数　多为气血虚脱所致。症见大便下血量多,面色苍白或萎黄,汗出肢冷,神疲气短,小便短少,舌质淡、苔白。

4. **脉虚或濡数**　多为正虚邪恋所致。症见身热汗多,低热不退,口渴喜饮,体倦短气,烦闷欲呕,虚烦少寐,舌质红、少苔。

5. **脉濡滑而数**　多为湿热闭神所致。症见身热不扬,神志蒙眽,嗜睡,甚则神昏,谵语,便溏不爽,小便赤,舌质红、苔黄。

6. **脉细数或弦数**　多为热入营血所致。症见身热,神昏,烦躁谵语,大便下血或黑便如同柏油样,口渴唇燥,舌质红绛、苔少。

四、肝热病

肝热病,是指因湿热疫毒之邪侵及中焦,郁蒸肝胆,肝失疏泄,脾失健运所致。以腹胀纳差,恶心厌油,右胁疼痛,肝大,或有黄疸为主要表现的疫病类疾病。

该病证相当于西医学的急性病毒性肝炎。本病发病前常有肝热病患者接触史,或近半年内接受过输血、注射史,或食用被湿热疫毒污染之饮食物。持续数日后出现无其他原因可解释的纳差厌油,脘痞腹胀,恶心欲呕,右胁疼痛等症状。可有身黄、目黄、尿黄,肝大,肝区有压痛或叩击痛等症状和体征。其脉象表现为弦、浮或弦、濡或滑、濡缓或弦滑、弦数或滑数等。肝热病的脉象辨析如下。

1. **脉弦**　多为肝郁气滞或肝胃不和所致。症见右胁胀满或胀痛,脘腹痞闷,精神抑郁,或烦躁易怒,嗳气口苦,善太息,或纳呆厌油,恶心欲呕,舌苔薄白。

2. **脉浮或弦**　多为湿热兼表所致。症见黄疸初起,白睛微黄,脘腹痞闷,恶心纳呆,伴恶寒发热,头痛身重,舌苔薄腻。

3. **脉濡或滑**　多为湿困脾胃所致。症见胁肋隐痛,脘腹痞满,恶心欲吐,胃纳不佳,口淡而不欲食,身重肢倦,大便溏泄,或身目发黄,色不甚鲜明,小便短少,舌质淡、苔白腻。

4. **脉濡缓或弦滑**　多为湿重于热所致。症见身目发黄,色较鲜明,尿黄如茶,无发热,或身热不扬,头重身困,嗜卧乏力,胸脘痞闷,纳呆呕恶,厌食油腻,口黏不渴,便稀不爽,舌苔厚腻而微黄。

5. 脉弦数或滑数　多为热重于湿所致。症见初起白睛发黄，迅速全身俱黄，色泽鲜明，尿黄如同浓茶，口渴欲饮，心中懊㤂，右胁胀痛而拒按，恶心呕吐，纳呆食少，大便秘结，小便黄少，舌质红、苔黄腻或黄糙。

五、疟疾

疟疾是由于感受疟邪，邪正交争所致。以寒战壮热，头痛汗出，休作有时为特征的疫病类疾病。

该病证相当于西医学的疟疾。本病好发于南方，夏秋季节多见，有疟区生活、疟疾发作或输血史。典型的发作过程为发病急骤，首先表现恶寒战栗，面色苍白，肢体厥冷，虽盖厚被而不觉温热；继则壮热，面色潮红，头痛，口渴，虽近冰水而不见凉；最后，全身大汗，体温骤然降至正常，顿感轻松舒适，常能安然而睡。整个过程通常持续 5～8 小时。多数疟疾患者，间歇一日后，又出现类似症状发作，所以周期性及间歇性是本病临床表现的重要特点。其脉象表现多为弦数、弦迟、弦细或弦涩、沉细、洪或弦数等。疟疾的脉象辨析如下。

1. 脉弦数　多为热炽气分所致。症见寒热休作有时，寒少热多，或但热不寒，汗出不畅，骨节烦疼，口渴引饮，头痛目赤，小便短黄，舌质红、苔黄。

2. 脉弦数　亦可为邪入少阳所致。症见寒战壮热，休作有时；先有恶寒，继则寒栗鼓颔，肢体酸痛，寒罢则内外皆热，头痛面赤，口渴引饮，终则遍体汗出，热退身凉，舌质淡红，苔薄白或薄黄。

3. 脉弦迟　多为寒湿阻滞所致。症见寒热定时而作，寒重热轻，头痛，汗出恶风，肢体疼痛，口不见渴，或渴喜热饮，胸膈痞闷，神疲体倦，舌质淡、苔白或白腻。

4. 脉弦细或弦涩　多为正虚邪恋所致。症见疟疾反复发作，日久不愈,遇劳则发,短气懒言,或夜热早凉,五心烦热,或胁下痞块,或胀或痛,舌质淡或有瘀斑、斑点,苔薄白或少苔。

5. *脉沉细*　多为寒毒内闭所致。症见寒战较甚而热较微,胸闷呕吐,或神昏不语,面色苍白,四肢厥冷,舌质淡、苔白厚腻。

6. *脉洪或弦数*　多为热毒内陷所致。症见寒战壮热,烦躁口渴,面红目赤,头痛呕吐,颈项强直,神昏谵语,或四肢抽搐,或皮肤黄染,小便短赤,舌质绛、苔焦黑。

第九章

五脏病

一、肺系病证

(一)咳嗽

咳嗽是由六淫外邪侵袭肺系,或脏腑功能失调,内伤及肺,肺气不清,失于宣肃而致。临床以咳嗽、咳痰为主要表现的肺系疾病。可分为暴咳和久咳两种。

该病证相当于西医学的急性、慢性气管炎或支气管炎、上呼吸道感染、肺炎等以咳嗽为主症者。本病发病无年龄、季节限制,但以气候突变时多见,病情一般不超过1个月。外感咳嗽,起病急,可伴有寒热等表证;内伤咳嗽,每因外感而反复发作,病程较长,咳且伴喘息。其脉象可表现为浮或浮紧、浮数或浮滑、小数、濡滑、滑数、弦滑、细数等。咳嗽的脉象辨析如下。

1. **脉浮或浮紧** 多为风寒袭肺所致。症见咽痒,咳嗽声重、气急、咳痰稀薄色白,常伴见鼻塞、流清涕、头痛、肢体酸楚、恶寒发热、无汗等表证,舌苔薄白。

2. **脉浮数或浮滑** 多为风热犯肺所致。症见咳嗽频剧、气粗或咳声嘎哑、喉燥咽痛、咳痰不爽、痰黏稠或稠黄、咳时汗出,常伴鼻流黄涕、口渴、头痛、肢楚、恶风、身热等表证,舌苔薄黄。

3. **脉浮数或小数** 多为风燥伤肺所致。症见喉痒干咳、连声作呛、咽喉干痛、唇鼻干燥、无痰或痰少而粘连成丝、不易咳出,或痰中带有血丝、口干、初起时或伴鼻塞、头痛、微寒、身热等表证,舌质红干而少津、苔薄白或薄黄。

4. **脉濡数** 多为痰湿蕴肺所致。症见咳嗽反复发作、咳声重浊、胸闷气憋,尤以晨起咳甚,痰多,痰黏腻或稠厚成块,色白或带灰白色,痰出则憋减咳缓。

5. **脉滑数** 多为痰热郁肺所致。症见咳嗽气息粗促,或喉中有痰声、痰多质黏厚或稠黄、咳吐不爽,或有热腥味,或吐血痰、胸胁胀满、咳时引痛、面赤,或有身热、口干而黏、意欲饮水,舌质红、苔薄黄腻。

6. **脉弦数** 多为肝火犯肺所致。症见上气咳逆阵作、咳时面赤、咽干口苦、常感痰滞咽喉而咳之难出、量少质黏,或如絮条状、胸胁胀痛、咳时引痛。症状可随情绪波动而增减。舌质红或舌边红、苔薄黄而少津。

7. **脉细数** 多为肺阴亏耗所致。症见干咳、咳声短促,或痰中带有血丝、低热不退、午后颧红、盗汗、口干、舌质红、少苔。

(二)哮证

哮证是由于宿痰伏肺,每遇诱因或感邪而引触,以致痰阻气道,肺失肃降,气道挛急所致发作性的痰鸣气喘疾患。发作时喉中哮鸣有声,呼吸气促困难,甚则喘息不能平卧为主要临床表现。

该病证相当于西医学支气管哮喘、哮喘型支气管炎等。常因气候变化、饮食劳倦、情志失调等而诱发,其脉象表现多为浮紧、浮滑、弦滑、滑数、弱或细软、沉缓、沉而细数、脉微欲绝等。哮证的脉象辨析如下。

1. **脉浮紧** 多为风寒束肺所致。症见呼吸急促,喉中哮鸣有声,胸部紧闭,咳痰稀薄色白;兼有头痛,恶寒,或伴发热,口不渴,无汗;舌苔薄白而滑。

2. **脉浮紧或浮滑** 多为寒饮停肺所致。症见呼吸急促,喉中哮鸣有声,胸膈满闷,咳嗽,痰少而咳痰不爽,或痰液清稀并有泡沫;面色黯中带青,口不见渴,或渴喜热饮,天冷或受寒易发,形寒怕冷,舌苔白滑。

3. **脉弦滑** 多为痰气互结所致。症见呼吸急促,哮鸣有声,胸闷胁胀,咳嗽痰多,痰白黏腻或呈泡沫状,短气喘促,端坐而不得平卧,舌苔白滑。

4. 脉滑数 多为痰热壅肺所致。症见呼吸气促,喉中哮鸣有声,喘息气粗,胸部紧闷,痰多黏稠色黄;烦躁不安、身热有汗、渴喜冷饮,面红,咽干,便秘;舌质红、苔黄腻。

5. 脉弱或细软 多为肺脾气虚所致。症见平素食少脘痞,大便不实,腹泻便溏,自汗畏风,常易感冒,每因气候变化或饮食不当而诱发,气短声低、倦怠无力,咳痰清稀;舌质淡、苔薄白或薄腻。

6. 脉沉缓 多为脾肾阳虚所致。症见形寒肢冷,动辄喘甚,气短乏力;腰酸膝软,食少腹胀、尿频便溏;舌质淡胖、苔白。

7. 脉沉细数 多为肺肾阴虚所致。症见口咽干燥,痰少而黏,五心烦热,动则喘促,舌质红、苔少。

8. 脉微欲绝 多为哮喘发作过程中的阳脱所致。症见吐泻不止,神倦气短,面色青紫,汗出如油,四肢厥冷,呼吸微弱,舌质紫,苔白滑。

(三)肺胀

肺胀是指多种慢性肺系疾患反复发作,迁延不愈,肺、脾、肾三脏虚损,从而导致肺管不利,肺气壅滞,气道不畅,胸膺胀满不能敛降所致。典型的临床表现是胸部膨满,胀闷如塞,喘咳上气,痰多及烦躁,心悸等症状,以喘、咳、痰、胀为特征。

该病证相当于西医学的慢性阻塞性肺气肿。本病病程缠绵,时轻时重,日久可见面色晦黯,唇甲发绀,脘腹胀满,肢体水肿,甚或喘脱等危重证候。病重可并发神昏、动风或出血等症状。发病年龄多为老年人,常因外感而诱发,其中以寒邪为主,其次过劳、暴怒、炎热也可诱发。其脉象可表现为浮紧、滑数、弦滑、细而滑数、沉细无力或有结代、沉虚而数或结代等。肺胀的脉象辨析如下。

1. 脉弦滑 多为痰瘀阻肺所致。症见咳嗽痰多,色白或呈泡沫状,喉间痰鸣,喘息不能平卧,胸部膨满,憋闷如塞,面色灰白而黯,唇甲发绀,舌质黯或黯紫、舌下脉络增粗、苔腻或浊腻。

2.脉滑数　多为痰热郁肺所致。症见咳逆喘息气粗,胸满烦躁,目睛胀突,痰黄或白,黏稠难咳,或发热微见恶寒,溲黄便干,口渴欲饮,舌质黯红、苔黄或黄腻。

3.脉浮紧　多为外寒内饮所致。症见咳逆喘满不得平卧,气短气急,咳痰白稀,呈泡沫状,胸部膨满,口干而不欲饮,周身酸楚、恶寒,面色青黯,舌体胖大,舌质黯淡、苔白滑。

4.脉沉细无力,或有结代　多为肺肾气虚所致。症见呼吸浅短难续,咳声低怯,胸满短气,甚则张口抬肩,倚息不能平卧,咳嗽,痰白如沫,咳吐不利,心悸不安,形寒汗出,面色晦暗,舌质淡或黯紫、苔白润。

5.脉细滑数　多为痰蒙神窍所致。症见意识蒙眬,谵妄,烦躁不安,撮空理线,表情淡漠,嗜睡,昏迷,或肢体瞤动,抽搐,咳逆喘促,或伴痰鸣,舌质黯红或淡紫或紫绛、苔白腻或淡黄腻。

6.脉沉虚数或结代　多为阳虚水泛所致。症见面及下肢水肿,甚则一身悉肿,腹部胀满有水,尿少,心悸,咳喘不能平卧,咳痰清稀,畏寒,面唇青紫,舌胖质黯、苔白滑。

(四)肺痈

肺痈是指因热毒瘀结于肺内,以致肺叶生疮,血败肉腐,而形成脓肿,临床以发热、咳嗽、胸痛、咳吐腥臭浊痰,甚则脓血相兼为主要表现的内脏痈病类疾病。

该病证相当于西医学的肺脓肿。因感受外邪或痰热素盛、蒸灼肺脏,以致热壅血瘀、蕴酿成痈。在病理演变过程中,初期因风热之邪侵入卫表,内郁于肺,或内外合邪,肺卫同病,蓄热内蒸,热伤肺气,肺失清肃,出现恶寒、发热、咳嗽等肺卫表证。成痈期为邪热壅肺,蒸液成痰,气分热毒浸淫及血,热伤血脉,血之凝滞,热壅血瘀,蕴酿成痈,表现为高热、畏寒、咳嗽、气急、胸痛等痰瘀热毒蕴肺的证候。溃疡期为痰热与瘀血壅阻肺络,肉腐血败化脓,肺损络伤,脓肿溃破,排出大量腥臭脓痰或脓血痰。恢复期为脓肿内溃外泄之后,邪毒渐尽,病情趋向好转,但因肺体损伤,故可见邪去正虚,阴伤气耗的病理过程,继则正气渐复,痈疡渐致愈合;若溃后脓毒不尽,邪恋正虚,每致迁延反复,日久不愈,病势时轻时重,而转为慢性。其脉象可表现为浮数而滑、滑数、滑数或数实、细或细数无力等。肺痈的脉象辨析如下。

1. **脉浮数而滑**　多为初期风热犯肺所致。症见发热微恶寒,咳嗽、咳黏液痰或黏液脓性痰,痰量由少渐多,咳时尤甚;呼吸不利,口干鼻燥,舌苔薄黄或薄白。

2. **脉滑数**　多为成痈期痰热蕴肺所致。症见身热较甚,时时振寒,继则壮热不寒,汗出烦躁,咳嗽气急,胸满作痛,转侧不利,咳吐浊痰,呈黄绿色,自觉喉间有腥臭味,口干咽燥,舌质红、苔黄腻。

3. **脉滑数或数实**　多为溃脓期脓毒蕴积所致。症见咳吐大量脓血痰,或如米粥汤,腥臭异常,有时咯血,胸中烦满而痛,甚则气喘不能平卧,身热面赤,烦渴喜饮,舌质红、苔黄腻。

4. **脉细或细数无力**　多为恢复期正虚邪恋所致。症见身热渐退,咳嗽减轻,咯吐脓血逐渐减少,臭味亦减,痰液转为清稀,精神逐渐振作,食欲转好,或见胸胁隐痛,气短,自汗盗汗,心烦,口干咽燥,面色不华,形瘦神疲,舌质红或淡红、苔薄。

(五)肺痨

肺痨是指由于正气虚弱、感染痨虫、侵蚀肺脏所致的,以咳嗽、咯血、潮热、盗汗,以及身体逐渐消瘦等为主要表现,具有传染性的慢性消耗性疾病。

该病证相当于西医学的肺结核。据 1985 年全国性结核病流行病学抽样调查,本病患病率为 550/10 万,平均死亡率在 30/10 万左右,是肺病证中的常见病,其脉象可表现为脉细或兼数、细数、细弱而数、微细而数或虚大无力、脉涩等。肺痨的脉象辨析如下。

1. 脉细数　多为阴虚火旺所致。症见呛咳气急,痰少质黏,或吐黄稠痰,量多,时时咯血,血色鲜红,午后潮热,骨蒸,五心烦热,颧红,盗汗量多,口渴心烦,失眠,性情急躁易怒,或胸胁掣痛,男人可见遗精,妇女可见月经不调、形体日渐消瘦,舌红而干、苔薄黄或剥脱。

2. 脉细或兼数　多为肺阴亏虚所致。症见干咳、咳声短促,或咳吐少量黏痰,或痰中带血丝血点、色鲜红,胸部隐隐闷痛,午后手足心热,皮肤干灼,口干咽燥,或有轻微盗汗,舌边尖红、苔薄。

3. 脉微细而数或虚大无力　多为阴阳两虚所致。症见咳逆喘息少气、咳痰色白,或夹血丝,血色暗淡,潮热,自汗、盗汗,声嘶或失声,面浮肢肿,心悸,肢冷,或见五更泄泻、口舌糜烂、大肉尽脱,男人滑精、阳痿,妇女经少、经闭,舌质光淡隐紫、少津。

4. 脉细弱而数　多为气阴耗伤所致。症见咳嗽无力,气短声低,咳痰清稀色白,偶或夹血,或咯血,血色淡红,午后潮热,伴有畏风、怕冷,自汗与盗汗并见,纳少神疲,大便溏薄,面白无华,两颧发红,舌质光淡、边有齿痕、苔薄。

5. 脉涩　多为瘀阻肺络所致。症见咳嗽、咯血不止,血色暗而有块,胸痛如刺,午后或夜间发热,肌肤甲错,面色黧黑,身体消瘦,舌黯或有瘀点、瘀斑。

(六)肺癌

肺癌是由于正气虚弱,邪毒外侵,痰浊内聚,气滞血瘀,阻结于肺,肺失肃降所致。临床以咳嗽、咯血、胸痛、发热、气急为主要表现的恶性疾病。

该病证相当于西医学的原发性支气管肺癌。其发病年龄多在40岁以上,男女之比为5∶1,常有长期吸烟、毒气刺激、慢性肺脏疾病等诱因,个别患者有明显家族遗传史。其病理变化,虚证以阴虚、气阴两虚为多见,实则不外乎气滞、血瘀、痰凝、毒聚等。其脉象可表现为细弦或细涩、弦滑、细数或数大、细弱、细数等。

肺癌的脉象辨析如下。

1. **脉细弦或细涩** 多为气滞血瘀所致。症见咳嗽不畅，胸闷气憋，胸痛有定处，如锥如刺，或痰血黯红，口唇紫黯，舌质黯或有瘀点、瘀斑，苔薄。

2. **脉弦滑** 多为痰湿蕴肺所致。症见咳嗽，咳痰，气憋，痰质黏稠，痰白或黄白相间，胸闷胸痛，纳呆，大便溏薄，神疲乏力，舌质黯、苔白黄腻或黄厚或黄厚腻等。

3. **脉细数或数大** 多为阴虚毒热所致。症见咳嗽无痰或少痰，或痰中带血，甚则咯血不止，胸痛不已，心烦少寐，低热盗汗，或热势壮盛，久而不退，口渴口干，大便干结，舌质红、苔薄黄。

4. **脉细弱** 多为气阴两虚所致。症见咳嗽痰少，或痰稀而黏，咳声低弱，气短喘促，神疲乏力，面白无华，形瘦恶风，自汗盗汗，口干少饮，舌质红或淡薄。

5. **脉细数** 多为肺肾阴虚所致。症见咳呛气急，咳嗽少痰或无痰，或痰少而黏，或痰黄稠难咳，或痰中带血，心烦寐差，腰膝酸软，潮热盗汗，咽干口燥，形体消瘦，大便秘结，小便黄赤，舌质红而干、苔少或光剥无苔。

二、脾胃病证

(一)胃痛

胃痛，又称"胃脘痛"，是由于外感邪气、内伤饮食情志、脏腑功能失调等，导致气机郁滞，胃失所养，以上腹胃脘部近歧骨处疼痛为主的病证。

该病证相当于西医学的急、慢性胃炎、消化性溃疡、胃痉挛、胃下垂、胃黏膜脱垂症、胃神经官能症等疾病。该病起病或急或缓，常有反复发作的病史，以胃脘部疼痛为主要症状，并同时兼见泛恶、脘闷、嗳气、痞闷、食欲缺乏、恶心呕吐、吞酸嘈杂等症状。胃痛初期，病变脏腑单一，久则相互影响，由实转虚，虚实错杂，迁延不愈。临床上寒邪、食停、气滞、热郁、血瘀、湿阻多属实证；脾胃虚寒、胃阴亏虚等多为虚证。且各证型之间,可合并出现,并可相互转化,可由实转虚,可因虚致实,可虚实夹杂,可由寒化热,寒热错杂;亦可因气滞而血瘀;亦可由瘀血阻遏气机而气滞。其脉象可表现为弦、滑、弦涩、弦紧、弦数、滑数、细数、虚弱等。胃痛的脉象辨析如下。

1. 脉弦　多为肝气犯胃所致。症见胃脘胀满,攻撑作痛,脘痛连胁,胸闷嗳气,喜长叹息,大便不畅,得嗳气、矢气则舒,遇烦恼郁怒则痛或痛甚,舌质淡、苔薄白。

2. 脉滑　多为饮食停滞所致。症见胃脘疼痛,胀满拒按,嗳腐吞酸或呕吐不消化食物,其味腐臭,吐后痛减,不思饮食,大便不爽,得矢气及大便后稍舒,苔厚腻。

3. 脉弦紧　多为寒邪客胃所致。症见胃痛暴作,恶寒喜暖,得温痛减,遇寒加重,口淡不渴,或喜热饮,舌质淡红或红、苔薄白。

4. 脉弦数　多为肝胃郁热所致。症见胃脘灼痛,痛势急迫,心烦易怒,泛酸嘈杂,口干口苦,舌质红、苔黄。

5. 脉滑数　多为湿热中阻所致。症见胃脘疼痛,嘈杂灼热,口干口苦,渴不欲饮,头重如裹,身重肢倦,纳呆恶心,小便色黄,大便不畅,舌质淡红、苔黄腻。

6. 脉弦而涩　多为瘀血停滞所致。症见胃脘疼痛,如针刺、似刀割,痛有定处,按之痛甚,痛时持久,食后加剧,入夜尤甚,或见吐血、黑便,舌质紫暗或有瘀斑。

7. 脉细数　多为胃阴亏虚所致。症见胃脘隐隐灼痛,似饥而不欲食,口燥咽干,五心烦热,消瘦乏力,口渴思饮,大便干结,舌红少津。

8. 脉虚弱　多为脾胃虚寒所致。症见胃痛隐隐,绵绵不休,喜温喜按,空腹痛甚,得食则缓,劳累或受凉后发作或加重,泛吐清水,神疲纳呆,四肢倦怠,手足不温,大便溏薄,舌质淡、苔白。

(二)腹痛

腹痛是指胃脘以下、耻骨毛际以上的部位发生疼痛为主要表现的病证。多由脏腑气机不利,经脉失养所致。

该病证可见于西医学中的急、慢性胰腺炎,胃肠痉挛,不完全性肠梗阻,结核性腹膜炎,腹型过敏性紫癜,肠道激惹综合征,消化不良性腹痛,输尿管结石等疾病。其发作常与饮食、情志、受凉、劳累等诱因有关,疼痛性质可表现为隐痛、胀痛、冷痛、灼痛、绞痛、刺痛等多种,起病或缓或急,多伴有饮食、大便失常,但外无胀大之形,触之腹壁柔软,可有压之痛剧,但无反跳痛,其痛可呈持续性,亦可时缓时急,或常反复发作。其脉象可表现为沉紧、滑数、沉细、滑、弦、细涩等。腹痛的脉象辨析如下。

1. 脉沉紧　多为寒邪内阻所致。症见腹痛急起,剧烈拘急,得温痛减,遇寒尤甚,恶寒身踡,手足不温,口淡不渴,小便清长,大便正常,舌质淡、苔白腻。

2. 脉滑数　多为湿热壅滞所致。症见腹部胀痛,痞满拒按,胸闷不舒,烦渴引饮,大便秘结或溏滞不爽,身热自汗,小便短赤,舌质淡或淡红、苔黄燥或黄腻。

3. 脉沉细　多为中虚脏寒所致。症见腹痛绵绵,时作时止,喜热恶冷,痛时喜按,于饥饿劳累后加重,得食休息后减轻,神疲乏力,气短懒言,形寒肢冷,胃纳不佳,面色无华,大便溏薄,舌质淡、苔薄白。

4. 脉弦　多为气机郁滞所致。症见脘腹疼痛,胀满不舒,攻窜两胁,痛引少腹,时骤时散,得暖矢气则舒,遇忧思恼怒则剧,舌质淡、苔薄白。

5. 脉滑　多为饮食停滞所致。症见脘腹胀满,疼痛拒按,嗳腐吞酸,畏食,痛而欲泻,泻后痛减,粪便奇臭或大便秘结,舌苔厚腻。

6. 脉细涩　多为瘀血阻滞所致。症见少腹疼痛,痛势较剧,痛如针刺,甚则尿血有块,经久不愈,舌质紫暗。

(三)痞满

痞满是由外邪内陷,饮食不化,情志失调,脾胃虚弱导致中焦气机不利,或虚气留滞,升降失常而形成的胸腹间痞闷满胀不舒的一种自觉症状。以心下痞塞,满闷不舒,触之无形,按之柔软,压之无痛,外无胀大之形为临床特点的病证。

该病证相当于西医学的慢性胃炎、胃神经官能症、胃下垂、消化不良等病症。常与饮食、情志、起居、冷暖失调等诱因有关。一般起病缓慢,时轻时重,呈反复发作的慢性过程。其脉象表现多为滑数、弦滑、沉滑、弦、沉弱等。痞满的脉象辨析如下。

1. 脉滑数　多为邪热内陷所致。症见胃脘痞满,灼热急迫,按之满甚,心中烦热,咽干口燥,渴喜饮冷,身热汗出,大便干结,小便短赤,舌质红、苔黄。

2. 脉弦滑　多为饮食停滞所致。症见脘腹满闷,痞塞不舒,按之尤甚,嗳腐吞酸,恶心呕吐,畏食,大便不调,舌质淡、苔厚腻。

3. 脉沉滑　多为痰湿内阻所致。症见脘腹痞满,闷塞不舒,胸膈满闷,头晕目眩,头重如裹,身重肢倦,咳嗽痰多,恶心呕吐,不思饮食,口淡不渴,小便不利,舌体胖大、边有齿痕、苔白厚腻。

4. 脉弦　多为肝郁气滞所致。症见脘腹不舒,胸胁胀满,心烦易怒,喜长叹息,恶心嗳气,大便不爽,每因情志因素而加重,舌质淡、苔薄白。

5. 脉沉弱　多为脾胃虚弱所致。症见脘腹痞闷,时缓时急,喜温喜按,不知饥饿,不欲食物,身倦乏力,四肢不温,少气懒言,大便溏薄,舌质淡、苔薄白。

(四)呕吐

呕吐是指胃失和降,气逆于上,胃中之物从口中吐出的一种病证。以呕吐食物、痰涎、水液诸物,或干呕无物为主症,一日数次不等,持续或反复发作。常兼有脘腹不适,恶心纳呆,泛酸嘈杂等症状。

该病证在西医学可见于急性胃炎、心因性呕吐、胃黏膜脱垂症、贲门痉挛、幽门痉挛、幽门梗阻、十二指肠壅积症、肠梗阻、肝炎、胰腺炎、尿毒症、颅脑疾病,以及一些急性传染病等。本病起病或急或缓,常先有恶心欲吐之感,多由气味、饮食、情志、冷热等因素而诱发,或因服用化学药物,误食毒物等而致。其脉象可表现为濡缓、滑、滑实、弦、细数、濡数等。呕吐的脉象辨析如下。

1. 脉濡缓　多为外邪犯胃所致。症见突然呕吐,起病较急,常伴有发热恶寒,头身疼痛,胸脘满闷,不思饮食,舌质淡、苔白。

2. 脉滑　多为痰饮内停所致。症见呕吐清水痰涎,胸脘痞闷,不思饮食,头眩心悸,或呕而肠鸣有声,舌质淡、苔白腻。

3. 脉滑实　多为饮食停滞所致。症见呕吐酸腐,脘腹胀满,嗳气畏食,得食愈甚,吐后反快,大便或溏或结,气味臭秽,舌质淡、苔厚腻。

4. 脉弦　多为肝气犯胃所致。症见呕吐吞酸,嗳气频作,胸胁胀满,烦闷不舒,每因情志不遂而呕吐吞酸更甚,舌边质红,苔薄腻。

5. 脉细数　多为胃阴不足所致。症见呕吐反复发作,但呕量不多,或仅唾涎沫,时作干呕,口燥咽干,胃中嘈杂,似饥而不欲食,舌质红而少津。

6. 脉濡数　多为脾胃虚弱所致。症见饮食稍有不慎,即易呕吐,时作时止,胃纳不佳,食入难化,脘腹痞闷,口淡不渴,面白少华,倦怠乏力,大便溏薄,舌质淡、苔薄白。

(五)呃逆

呃逆是指胃气动膈,气逆上冲,喉忙呃连声,声短而频,不能自止为主要表现的病证。

该病证相当于西医学的膈肌痉挛、胃神经官能症等。该病证多有受凉、饮食、情志等诱发因素。起病较急,常伴有胸脘膈间不舒,嘈杂灼热,腹胀嗳气等表现。多见于青壮年,女性多于男性。其脉象表现多为迟缓、滑数、弦、细弱、细数等。呃逆的脉象辨析如下。

1. 脉滑数　多为胃火上逆所致。症见呃声洪亮有力,冲逆而出,口臭烦渴,多喜冷饮,脘腹满闷,大便秘结,小便短赤,舌质淡或微红,苔黄燥。

2. **脉迟缓**　多为胃中寒冷所致。症见呃声沉缓有力,胸膈及胃脘不舒,得热则减,遇寒更甚,进食减少,恶食冷凉,喜饮热汤,口淡不渴,舌质淡、苔白。

3. **脉弦**　多为气机郁滞所致。症见呃逆连连有声,每因情志不畅而诱发或加重,胸胁满闷,脘腹胀满,嗳气纳减,肠鸣矢气,舌质淡、苔薄白。

4. **脉细弱**　多为脾胃阳虚所致。症见呃声低长无力,气不得续,泛吐清水,脘腹不舒,喜温喜按,面白无华,手足不温,食少乏力,大便溏薄,舌质淡、苔薄白。

5. **脉细数**　多为胃阴不足所致。症见呃声短促而不得接续,口干咽燥,烦躁不安,不思饮食,或食后饱胀,大便干结,舌质红、苔少而干。

(六)噎膈

噎膈是由于食管狭窄、食管干涩而造成的以吞咽食物哽噎不顺,甚则食物不能下咽到胃,食入即吐为主要表现的一类病证。

该病证可见于西医学中的食管癌、贲门癌,以及贲门痉挛、食管憩室、食管炎、弥漫性食管痉挛等病症。本病初起咽部或食管内有异物感,进食时有停滞感,继则咽下哽噎,甚至食不得人或食入即吐,常伴有胃脘不适,胸膈疼痛,甚则形体消瘦,肌肤甲错,精神疲惫等症状。该病证起病缓慢,常表现为由噎至膈的病变过程,常由饮食、情志等因素而诱发,多见于中老年男性,特别是高发地区。脉象可表现为弦滑、弦细而数、细弱、细涩等。噎膈的脉象辨析如下。

1. **脉细涩**　多为瘀血内结所致。症见吞咽梗阻,胸膈疼痛,食不得下,甚至滴水难进,食入即吐,面色黧黑,肌肤枯燥,形体消瘦,大便坚如羊屎,或吐下物如赤豆汁,或便血,舌质紫黯,或舌红少津。

2. **脉弦滑**　多为痰气交阻所致。症见吞咽梗阻,胸膈痞闷,甚则疼痛,情志舒畅时可减轻,精神抑制时则加重,嗳气呃逆,呕吐痰涎,口干咽燥,大便干涩,舌质红、苔薄腻。

3. 脉弦细数　多为津亏热结所致。症见吞咽梗涩且痛,水饮可下,食物难进,食后复出,胸背灼痛,形体消瘦,肌肤枯燥,五心烦热,口燥咽干,渴欲冷饮,大便干结,舌红而干,或见有裂纹。

4. 脉细弱　多为气虚阳微所致。症见长期吞咽受阻,饮食不下,面白无华,精神疲惫,形寒气短,面浮足肿,泛吐清涎,腹胀不适,大便溏薄,舌质淡、苔白。

(七)泄泻

泄泻是以排便次数增多,粪质稀薄或完谷不化,甚至泻出如水为特征的病证。

该病证西医学中可见于急慢性肠炎、肠结核、肠易激综合征、吸收不良综合征等病。该病证以大便粪质清稀为诊断的主要依据。或大便次数增多,粪质清稀;或次数不多,但粪质清稀;甚则如同水状;或完谷不化。常兼见腹胀、腹痛等症状。起病或急或缓,常先有腹痛,旋即泄泻,经常有反复发作病史,由寒热、饮食、情志等因素而诱发。其脉象可表现为浮紧或濡缓、滑、弦、滑数或濡数、细弱、沉细等。泄泻的脉象辨析如下。

1. 脉滑数或濡数　多为湿热泄泻所致。症见泄泻胀痛,泻下急迫,或泻而不爽,粪色黄褐,气味臭秽,肛门灼热,烦热口渴,小便短黄,舌质淡或淡红、苔黄腻。

2. 脉滑　多为伤食泄泻所致。症见腹痛肠鸣,泻下粪便,臭如败卵,泻后痛减,脘腹胀满,嗳腐酸臭,不思饮食,舌质淡、苔垢浊或厚腻。

3. 脉浮紧或濡缓　多为寒湿泄泻所致。症见泄泻清稀,甚如水样,腹痛肠鸣,脘闷食少;兼外感风寒者,则恶寒发热,头痛,肢体酸痛,舌质淡、苔薄白或白腻。

4. 脉细弱　多为脾虚泄泻所致。症见大便时溏时泻,迁延反复,完谷不化,饮食减少,食后脘闷不舒,稍进油腻食物时,则大便次数明显增加,面色萎黄,神疲倦怠,舌质淡、苔白。

5. **脉弦** 多为肝郁泄泻所致。症见素有胸胁胀闷,嗳气食少,每因抑郁恼怒,或情绪紧张之时,发生腹痛泄泻,腹中雷鸣,攻窜作痛,矢气频作,舌质淡红。

6. **脉沉细** 多为肾虚泄泻所致。症见黎明之前脐腹作痛,肠鸣即泻,泻下完谷,泻后则安,形寒肢冷,腰膝酸软,舌质淡、苔白。

(八)便秘

便秘是指由于大肠传导失常,导致大便秘结,排便周期延长,粪质干结,排出艰难;或粪便不硬,虽有便意,但便而不畅的病证。

该病证相当于西医学的习惯性便秘、老年性便秘等。其发病常与外感寒热、饮食情志、脏腑失调、坐卧少动、年老体弱等因素有关。起病缓慢,多表现为慢性病变过程,常兼见腹胀、腹痛、纳呆、头晕、口臭、痔、排便带血,以及汗出气短、头晕心悸等兼杂证候。其脉象可表现为滑数、弦、弦紧、虚而无力、沉细无力、细数、沉迟等。便秘的脉象辨析如下。

1. **脉滑数** 多为肠胃积热所致。症见大便干结,腹胀腹痛,面红身热,口干口臭,心烦不安,小便短赤,舌质红、苔黄燥。

2. **脉细数** 多为阴虚肠燥所致。症见大便干结,如同羊屎状,形体消瘦,头晕耳鸣,两颧红赤,心烦少寐,潮热盗汗,腰膝酸软,舌质红、少苔。

3. **脉弦** 多为气机郁滞所致。症见大便干结,或不甚干结,欲便不得出,或便而爽利,肠鸣矢气,腹中胀痛,胸胁满闷,嗳气频作,食少纳呆,舌质淡、苔薄腻。

4. **脉弦紧** 多为阴寒结滞所致。症见大便艰涩,腹痛拘急,胀满拒按,胁下偏痛,手足不温,呃逆呕吐,舌质淡、苔白腻。

5. **脉沉迟** 多为脾肾阳虚所致。症见大便干或不干,排出困难,小便清长,面白无华,四肢不温,腹中冷痛,得热则减,腰膝冷痛,舌质淡、苔白。

6. **脉沉细无力** 多为血虚肠燥所致。症见大便干结,面色无华,心悸气短,不寐多梦,健忘,口唇色淡,舌质淡、苔白。

7. **脉虚无力** 多为脾气亏虚所致。症见大便数日一行,虽有便意,临厕则努挣乏力,挣则汗出气短,面白无华,神疲气怯,舌质淡,苔薄白。

三、肝胆病证

(一)黄疸

黄疸是感受温热疫毒,肝胆气机受阻,疏泄失常,胆汁外溢所致。以目黄、身黄、尿黄为主要临床表现的常见肝胆病证。

该病证相当于西医中的肝细胞性黄疸、阻塞性黄疸、溶血性黄疸等。可有饮食不节,肝炎接触或使用化学制品、药物等病史。患病初期,目黄、身黄往往不一定表现出来,而以畏寒发热,食欲缺乏,恶心呕吐、腹胀肠鸣、四肢无力等类似感冒的症状表现为主,待3~5日以后,才逐渐出现目黄,随之尿黄与身黄。对于急黄,则黄疸急起,迅即加深,甚则内陷心包。其阳黄脉象可表现为浮弦或弦数、滑数、濡缓或沉迟、弦滑数、弦数、洪大等;阴黄则表现为濡缓或沉迟、濡细等。黄疸的脉象辨析如下。

1. **脉浮弦或弦数** 多为温热兼表所致。症见黄疸初起,目白睛微黄或不明显,尿黄、脘腹满闷、不思饮食、伴有恶寒发热、头身重痛,乏力,舌质淡、苔薄腻。

2. **脉濡缓或弦滑** 多为湿重于热所致。症见身目发黄如同橘子,无发热或身热不扬,头重身困,嗜卧乏力,胸脘痞闷,纳呆呕恶,畏食油腻,口黏不渴,小便不利,便稀不爽,舌苔厚腻微黄。

3. **脉弦数或滑数** 多为热重于湿所致。症见初起白睛发黄,迅速至全身发黄,黄疸较重,色泽鲜明,壮热口渴,心中懊侬,恶心呕吐、食滞纳呆,小便赤黄、短少,大便秘结,胁胀痛而拒按,舌质红、苔腻或黄糙。

4. **脉弦数或洪大** 多为疫毒发黄所致。症见起病急骤,黄疸迅速加深,身目呈深黄色,壮热烦渴,呕吐频作,尿少便结,脘腹满胀,疼痛拒按,烦躁不安,或神昏谵语,或衄血尿血,皮下发斑,或有腹水,继之昏迷,舌质红绛、苔黄褐干燥。

5. **脉弦滑数**　多为胆腑郁热所致。症见身目发黄鲜明,右胁剧痛且放射至肩背,壮热或寒热往来。常伴口苦咽干,呕逆,尿黄,便秘,舌质红、苔黄而干。

6. **脉濡缓或沉迟**　多为寒湿困脾所致。症见身目俱黄,黄色晦暗不泽,或如烟熏,痞满食少,神疲畏寒,腹胀不适,大便溏薄,口淡不渴,舌质淡、苔白腻。

7. **脉濡细**　多为黄疸久郁脾虚所致。症见身目发黄,黄色较淡而不鲜明,食欲缺乏,肢体倦怠乏力,心悸气短,食少腹胀,大便溏薄,舌质淡、苔薄白。

(二)胆胀

胆胀是指因湿热痰瘀等邪阻滞于胆,或因情志郁怒等刺激,致使胆气郁滞不舒,以反复发作右上腹疼痛、痞胀等为临床主要表现的病证。

该病证相当于西医学中的慢性胆囊炎。该病多见于女性肥胖者,好发于30-50岁。起病缓慢,病程较长,发作时,可出现右上腹绞痛,常放射至右肩部;并可伴发热,或有恶心呕吐,急性发作后,右上腹部经常性隐痛、痞胀不适,纳呆,腹胀、嗳气,进食油腻食物后加重。其脉象可表现为弦大、弦滑、弦数、细数、弦细涩、弦弱无力等。胆胀的脉象辨析如下。

1. **脉弦大**　多为肝胆气郁所致。症见右上腹胀满疼痛,连及右肩部,遇怒时加重,胸闷而善太息,嗳气频作,吞酸嗳腐,舌质淡、苔白腻。

2. **脉弦数**　多为胆腑郁热所致。症见右胁部灼热疼痛,口苦咽干,面红目赤,大便秘结,小便短赤,心烦失眠易怒,舌质红、苔黄厚而干。

3. **脉弦细涩**　多为气滞血瘀所致。症见右胁部刺痛较剧,痛有定处而拒按,面色晦暗,口干口苦,舌质紫黯或舌边有瘀斑。

4. **脉弦滑** 多为肝胆湿热所致。症见右胁胀满疼痛,胸闷纳呆,恶心呕吐,口苦心烦,大便黏滞,或见黄疸,舌质红、苔黄腻。

5. **脉细数** 多为阴虚郁滞所致。症见右胁下隐隐作痛,或略有灼热感,口燥咽干,急躁易怒,胸中烦热,头晕目眩,午后低热,舌质红、少苔。

6. **脉弦弱无力** 多为阳虚郁滞所致。症见右胁下隐隐胀痛,时作时止,脘腹胀满,呕吐清涎,畏寒肢冷,神疲气短,乏力倦怠,舌质淡、苔白腻。

(三)胁痛

胁痛是以一侧或两侧胁肋部疼痛为主要表现的一种病证。

该病证可见于西医学中的急、慢性肝炎,肝硬化,肝寄生虫病,肝癌,急、慢性胆囊炎,胆石症,胆道蛔虫病,以及肋间神经痛等。多由气滞、血瘀、湿热、肝阴不足、血不荣络所致,其疼痛性质可表现为刺痛、胀痛、隐痛、闷痛或窜痛。常有反复发作史。其脉象表现多为弦、沉弦、弦滑、弦细数等。胁痛的脉象辨析如下。

1. **脉弦** 多为肝气郁结所致。症见两侧胁肋胀痛,走窜不定,甚则连及胸肩背部,情志激惹则痛剧,胸闷,善太息,得嗳气稍舒,伴饮食停滞,纳呆,脘腹胀满,舌质淡、苔薄白。

2. **脉沉弦** 多为瘀血阻络所致。症见胁肋刺痛,痛处固定而拒按,入夜更甚,或面色晦暗,舌质紫暗、苔少或无。

3. **脉弦滑** 多为湿热蕴结所致。症见胁肋胀痛,触痛明显而拒按,或牵及肩背部,伴纳呆恶心、畏食油腻、口苦口干、腹胀尿少,或有黄疸,舌质淡红、苔黄腻。

4. **脉弦细数** 多为肝阴不足所致。症见胁肋隐痛,绵绵不已,遇劳加重,口干咽燥,心中烦热,两目干涩,头晕目眩,舌质红、少苔。

(四)鼓胀

鼓胀系因肝脾受伤,疏泄运化失常,气血交阻以致水气内停,以腹部胀大如鼓、皮色苍黄、脉络暴露为主要表现的病证。

该病证相当于西医学的肝硬化、腹内癌肿、结核等所致的腹水。本病一般起病缓慢，病程较长，有肝积、晚期蛊虫病、癌病等原发病的存在。初起脘腹作胀，腹膨大，食后尤甚，叩之呈鼓音或移动性浊音；继则腹部胀满高于胸部，重者腹壁青筋暴怒及脐孔突出，常伴见乏力，纳呆，尿少。水肿或有出血倾向等。可见面色萎黄、黄疸、肝掌、蜘蛛痣；若为癌肿、痨病所致者，常有腹痛拒按；痨病者又多见潮热、盗汗等表现。其脉象表现多为弦细、弦迟、弦数、细涩、沉弱、弦细数等。鼓胀的脉象辨析如下。

1. 脉弦细　多为气滞湿阻所致。症见腹部胀大，按之不坚，胁下胀满或疼痛，纳呆少食，食后作胀，嗳气后稍减，或下肢微肿，舌质淡、苔白腻。

2. 脉弦迟　多为寒湿困脾所致。症见腹大胀满，按之如囊裹水，胸腹胀满，得热稍舒，周身困重，怯寒肢肿，小便短少，大便溏薄，舌质淡、苔白腻。

3. 脉弦数　多为湿热蕴结所致。症见腹大坚满，脘腹绷急，外坚内胀，拒按，烦热口苦，渴不欲饮，小便赤涩，大便秘结或溏垢，或有面目肌肤发黄，舌尖边红，苔黄腻或灰黑而润。

4. 脉细涩　多为肝脾血瘀所致。症见腹大坚满，按之不陷而硬，青筋怒张，胁腹刺痛拒按，面色晦暗，头颈胸臂等处可见红点赤缕，唇色紫褐，大便色黑，肌肤甲错，口干饮水却不欲下咽，舌质紫黯或边有瘀点、瘀斑。

5. 脉沉弱　多为脾肾阳虚所致。症见腹大胀满，形如蛙腹，撑胀不甚，朝宽暮急，面色苍黄，胸闷纳呆，大便溏薄，畏寒肢冷，全身水肿，小便不利，舌质淡、舌体胖、舌边有齿痕、苔厚腻而水滑。

6. 脉弦细数　多为肝肾阴虚所致。症见腹大坚满，甚则腹部青筋暴露，形体反见日渐消瘦，面色晦滞，小便短少，口燥咽干，心烦少寐，齿鼻时或衄血，舌质红绛而少津。

(五)肝癌

肝癌,以脏腑气血亏虚为本,气、血、湿、热、瘀、毒互结为标,主病在肝,渐为癥积而成。临床上以右胁肿硬疼痛、消瘦、食欲缺乏、乏力,或有黄疸、昏迷等为主要表现的恶性肿瘤病。

该病证相当于西医学的原发性肝癌。该病可发生于任何年龄,多发于青年和中年,男性多于女性。起病隐匿,相当一部分患者有肝积、肝著等病史。其主症为两胁疼痛,上腹部肿块,纳呆乏力,腹胀消瘦,肝区疼痛而剧烈,向肩背部放射,肿块呈进行性增大,质地坚硬而拒按,兼症以发热、腹泻、腹痛、鼻出血为多,晚期出现黄疸、腹水、昏迷表现。其脉象,初期多表现为弦、弦涩或细涩、弦滑或弦数等,后期多表现为沉细而数等。肝癌的脉象辨析如下。

1. **脉弦** 多为肝气郁结所致。症见右胁部胀痛,胸闷不舒,善太息,纳呆少食,时有腹泻,胁下肿块初起时舌苔薄腻。

2. **脉弦涩或细涩** 多为气滞血瘀所致。症见右胁刺痛,入夜尤甚,胁下肿块坚硬,按之痛甚,脘腹胀满,食欲缺乏,神倦纳少,面色黯滞,唇色紫褐,口渴而不欲饮,或大便色黑,舌质紫黯或有瘀点、瘀斑。

3. **脉弦滑或弦数** 多为湿热聚毒所致。症见右胁痛甚,胁下结块坚硬,身目俱黄,烦热口苦,脘腹痞胀,纳呆呕逆,小便黄赤,大便干结,舌质红、苔黄腻。

4. **脉细而数** 多为肝阴亏虚所致。症见胁肋疼痛,胁下结块坚硬,五心烦热,头晕目眩,食少腹部胀大,青筋暴露,甚则呕血、便血,舌质红而少苔。

四、心脑病证

(一)胸痹心痛

胸痹心痛是由于正气亏虚、痰浊、瘀血、气滞、寒凝而引起心脉痹阻不畅,临床以膻中穴或左胸部发作性憋闷、疼痛为主要表现的一种病证。

该病证相当于西医学的缺血性心脏病(不包括心肌梗死)。该病多发于 40 岁以上的中、老年人,常由情志刺激、饮食过饱、感受寒冷、劳倦过度而诱发,亦可在安静时或夜间无明显诱因而发病,多伴有气短乏力、自汗心悸,甚至喘促等表现。其脉象可表现为沉紧、沉细迟、细弦、弦涩、细缓、滑、结、代、促等。胸痹心痛的脉象辨析如下。

1. 脉沉紧 多为素体阳虚、胸阳不振、阴寒之邪乘虚而入所致。症见卒然心痛如绞,形寒,甚则手足不温,冷汗自出,心悸气短。

2. 脉沉细迟 多为中老年人,肾气渐衰,肾阳虚衰不能鼓动五脏之阳,引起心气不足或心阳不振而发。症见心悸心痛、胸闷、气短、自汗,动则更甚,神倦怯寒,面白无华,四肢欠温或肿胀等。

3. 脉细弦 多为情志不遂时诱发,令心气郁结而致。症见心胸满闷、隐痛阵发、痛无定处、时欲太息。

4. 脉弦涩 多为瘀血痹阻所致。症见心胸疼痛剧烈,如刺如绞,痛有定处,甚则痛引肩背。

5. 脉细缓 多为心气不足所致。症见心胸阵阵隐痛,胸闷气短,动甚益甚,心中动悸,倦怠乏力,神疲懒言,易出汗。

6. 脉滑 多为痰浊闭阻所致。症见胸闷重而心痛轻微,肥胖体沉,痰多气短,口黏便溏,咳吐痰涎。

7. 脉结、代、促 多为气虚血瘀或心阴亏损,气虚血瘀所致。症见胸痛,伴气短乏力、自汗。

(二)心悸

心悸是指气血阴阳亏虚,或痰饮瘀血阻滞,心失所养,心脉不畅,引起心中急剧跳动,惊慌不安,不能自主为临床主要表现的心系疾病。

该病证相当于西医学的心律失常。其发作常由情志刺激、惊恐、紧张、劳倦过度、饮酒饱食等因素而诱发。常伴见胸闷不适、易于激动、心烦急躁、少寐多汗、颤抖乏力、头晕头昏等症状。中老年发作频繁者,可伴见心胸疼痛,甚至喘促、肢冷汗出,或见晕厥表现。脉象可见细数、细弦、虚促、涩、结、代、弦滑、沉细、迟等变化。心悸的脉象辨析如下。

1. **脉细略数或细弦**　多为心虚胆怯所致。症见心悸不安,善惊易恐,坐卧不安,寐差多梦而易惊醒,食少纳呆,恶闻声响,舌质淡、苔薄白。

2. **脉细弱而结代**　多为心脾两虚所致。症见心悸气短,头晕目眩,面色无华,神疲乏力,纳呆食少,腹胀便溏,多梦少寐,健忘,舌质淡红。

3. **脉细数或结代**　多为阴虚火旺所致。症见心悸易惊,心烦失眠,五心烦热,口干口渴,夜间盗汗,思虑劳心时则症状加重,伴见耳鸣、腰酸、头晕目眩,舌红少津、苔少。

4. **脉虚而促或结代**　多为心阳不振所致。症见心悸不安,胸闷气短,动则尤甚,面色苍白,形寒肢冷,舌质淡、苔白。

5. **脉弦滑或沉细而滑**　多为水饮凌心所致。症见心悸不安,胸闷痞满,渴不欲饮,小便短少,下肢水肿,形寒肢冷,伴见头晕目眩,恶心呕吐,流涎,舌质淡、苔滑。

6. **脉涩或结或代**　多为心血瘀阻所致。症见心悸不安,胸闷不适,心痛时作,痛如针刺,唇甲青紫,舌质紫黯或有瘀点、瘀斑。

7. **脉滑而促或结代**　多为痰火扰心所致。症见心悸时发时止,受惊易作,胸闷烦躁,少寐多梦,口干口苦,大便秘结,小便短赤,舌质红、苔黄腻。

(三)眩晕

眩晕是由于风、火、痰、瘀引起清窍失常,临床以头晕、眼花为主要症状的病证。轻者闭目可止,重者如坐车船,旋转不定,不能站立,或伴有恶心、呕吐、汗出、面色苍白等表现,严重者可突然仆倒。

该病证相当于西医学的高血压、低血压、低血糖、贫血、梅尼埃病、脑动脉硬化、椎-基底动脉供血不足、神经衰弱等病。该病证多由情志、饮食所伤，以及失血、外伤、劳倦过度等所致。一般多见于中老年人，亦可发生于青年人。可反复发作，妨碍正常工作与生活，严重者可发展成中风或厥证、脱证而危及生命。其脉象多弦，表现为弦滑、弦细、弦数、弦涩或弦细数细涩；亦见有脉象细弱者。眩晕兼头胀而痛，心烦易怒，肢麻颤震者，应警惕中风的发生。眩晕的脉象辨析如下。

1. 脉弦细数　多为风阳上扰所致。症见眩晕耳鸣，头痛且胀，遇疲劳、恼怒时加重，肢体颤震，不寐多梦，腰膝酸软，或颜面潮红，舌质红、苔黄。

2. 脉弦数　多为肝火上炎所致。症见头晕且痛，目赤口苦，胸胁胀痛。烦躁易怒，寐少多梦，舌质红、苔黄腻。

3. 脉弦滑　多为痰浊上蒙所致。症见头重如蒙，视物旋转，胸闷作恶，呕吐痰涎，舌质淡、苔白腻。

4. 脉弦细　多为肝肾阴虚所致。症见眩晕久发不已，视力减退，两目干涩，少寐健忘，心烦口干，耳鸣耳聋，神疲乏力，腰酸膝软，舌质红、苔薄。

5. 脉弦涩或细涩　多为瘀血阻窍所致。症见眩晕头痛，兼见健忘，不寐，心悸，精神不振，耳鸣耳聋，面唇紫暗，舌质紫黯，有瘀点或瘀斑。

6. 脉细弱　多为气血亏虚所致。症见头晕目眩，动则加剧，遇劳则发，面白无华，神疲乏力，心悸少寐，舌质淡、苔薄白。

(四)中风

中风是由于气血逆乱，产生风、火、痰、瘀，导致脑脉痹阻或血溢脑脉之外，临床上以突然昏仆、半身不遂、口眼㖞斜、言语謇涩或不语、偏身感觉麻木为主要临床表现的脑神经疾病。

该病证相当于西医的脑血管意外，包括出血性中风与缺血性中风两类。该病起病急，常见的诱因为气候骤变，烦劳过度，情志相激，跌仆努力等，病前常有头晕、头痛、肢体麻木、力弱等先兆症状,好发年龄以 40 岁以上多见。脉象表现多弦,重按有力或弦滑、弦细、弦数,或结或代等。若脉由浮转沉、由大变细、由实转虚、由闭证转向脱证,均属危象之兆。中风的脉象辨析如下。

1. **脉弦滑**　多为风痰瘀血、痹阻脉络所致。症见半身不遂,口舌喎斜,舌强言謇或不语,偏身麻木,头晕目眩,舌质暗淡,苔薄白或白腻。

2. **脉弦数有力**　多为肝阳暴亢、风火上扰所致。症见半身不遂,偏身麻木,舌强言謇或不语,或口舌喎斜,眩晕头痛,面红目赤,口苦咽干,心烦易怒,尿赤便干,舌质红或红绛,苔薄黄。

3. **脉弦滑或偏瘫侧脉弦滑而大**　多为痰热腑实、风痰上扰所致。症见半身不遂,口舌喎斜,言语謇涩或不语,偏身麻木,腹胀便秘,头晕目眩,咳痰或痰多,舌质黯红或黯淡、苔黄或黄腻。

4. **脉沉细、细缓或细弦**　多为气虚血瘀所致。症见半身不遂,口舌喎斜,言语謇涩或不语,偏身麻木,气短乏力,口角流涎,自汗,心悸不安,大便溏薄,手足肿胀,舌质淡,苔薄白或白腻。

5. **脉细弦或细弦数**　多为阴虚风动所致。症见半身不遂,口舌喎斜,言语謇涩或不语,偏身麻木,烦躁失眠,眩晕耳鸣,手足心热,舌质红绛或黯红、苔少或无苔。

6. **脉弦滑数**　多为痰热内闭清窍所致。症见起病骤急,神昏或昏聩,半身不遂,鼻鼾痰鸣,肢体强痉拘急,项背身热,躁扰不宁,甚则手足厥冷,频繁抽搐,偶见呕血,舌质红绛、苔黄腻或干腻。

7. **脉沉滑或沉缓**　多为痰湿蒙塞心神所致。症见发病神昏,半身不遂,肢体松懈,瘫软不温,甚则四肢逆冷,面白唇黯,痰涎壅盛,舌质黯淡、苔白腻。

8. **脉沉缓、沉微**　多为元气败脱、神明散乱所致。症见突然神昏或昏聩,肢体瘫痪,手撒肢冷汗多,重则周身湿冷,二便失禁,舌痿、舌质紫黯、苔白腻。

（五）不寐

不寐是由于心神失养或不安而引起经常不能获得正常睡眠，并有头晕、健忘等证为主要表现的脑神经疾病。

该病证相当于西医学的失眠、神经官能症、更年期综合征等。本病多为情志所伤、久病体虚、饮食不节、劳逸失度等引起阴阳失调，阳不入阴而发病。轻者入寐困难或睡而易醒、醒后不寐，重者彻夜难眠，常伴有头痛头晕、心悸健忘、神疲乏力、心神不宁、多梦等。其脉象可表现为数而有力或细数，或弦而数，或滑数、细而无力、弦细等。不寐的脉象辨析如下。

1. **脉数有力或细数**　多为心火炽盛所致。症见心烦不寐，躁扰不宁，口干舌燥，小便短赤，口舌生疮，舌尖红、苔薄黄。

2. **脉弦而数**　多为肝郁化火所致。症见急躁易怒、不寐多梦，甚至彻夜不眠，常伴见头晕头胀，目赤耳鸣，口干而苦，不思饮食，便秘尿赤，舌质红、苔黄。

3. **脉滑数**　多为痰热内扰所致。症见胸闷心烦不寐，泛恶，嗳气，并伴见头重目眩，口苦，舌质红、苔黄腻。

4. **脉细而数**　多为阴虚火旺所致。症见心悸不安，心烦不寐，腰酸足软，并伴见头晕，耳鸣，健忘，遗精，口干津少，五心烦热，舌质红而少苔。

5. **脉细无力**　多为心脾两虚所致。症见多梦易醒，心悸不安，健忘神疲，少食，头晕目眩，并伴见四肢倦怠，面色无华，舌质淡、苔薄。

6. **脉弦而细**　多为心胆气虚所致。症见心烦不寐，多梦易醒，胆怯心悸，触事易惊，常伴见气短自汗，倦怠乏力，舌质淡、苔薄。

7. **脉弦或涩**　多为瘀阻脑络所致。症见不寐多梦，头晕头痛，健忘，面色黧黑，或有头部外伤史，舌质紫黯或有斑点、瘀斑。

（六）痴呆

痴呆，多由髓减脑消、神机失用而致，是以呆傻愚笨为主要临床表现的一种神志疾病。

该病证相当于西医学的老年性痴呆、脑血管性痴呆及脑叶萎缩症。其病因以情志所伤、年迈体虚为主。轻者可见神情淡漠、寡言少语、反应迟钝、善忘等症状;重则表现为终日不语,或闭门独居,或口中喃喃、言辞颠倒,或举动不经、忽笑忽泣,或不欲食、数日不知饥饿等表现。为中、老年时期的多发病。一般起病隐袭,发展缓慢,渐进加重,病程一般较长。脉象多表现为沉而细弱、沉而细滑、细滑、细涩等。痴呆的脉象辨析如下。

1. 脉沉细弱　多为髓海不足所致。症见头晕耳鸣,记忆力和计算力明显减退,懈惰思卧,齿枯发焦,腰酸骨软,步行艰难,舌瘦色淡、苔薄白。

2. 脉沉细弱,双尺尤甚　多为脾肾两虚所致。症见表情呆滞、沉默寡言,记忆力减退,失认失算,口齿含糊,词不达意,并伴见腰膝酸软,肌肉萎缩,食少纳呆,气短懒言,口涎外溢或四肢不温,腹痛喜按,肠鸣泄泻,舌质淡白、舌体胖大、苔白,或舌质红、苔少或无苔。

3. 脉细滑　多为痰浊蒙窍所致。症见表情呆钝,智力衰退,或哭笑无常,喃喃自语,或终日无语,呆若木鸡,并伴见不思饮食,脘腹胀痛,痞满不适,口多涎沫,头重如裹,舌质淡、苔白腻。

4. 脉细涩　多为瘀血内阻所致。症见表情迟钝,言语不利,善忘,易惊恐,或思维异常,行为古怪,且伴见肌肤甲错,口干而不欲饮,双目暗晦,舌质黯,或有瘀点、瘀斑。

(七)痫证

痫证系指脏腑受伤,神机受累,元神失控所致,以突然意识丧失,发作时一侧仆倒,不省人事,两目上视,口吐涎沫,四肢抽搐,或口中怪叫、移时苏醒,醒后一如常人为主要表现的一种发作性疾病。

该病证相当于西医学的原发性癫痫或继发性癫痫。本病多有先天因素或家族史,尤其病发于幼年者,关系更为密切。每因惊恐、劳累、情志过极,饮食不节或不洁,或头部外伤,或劳欲过度等而诱发。其脉象可表现为弦数或弦滑、沉细、细而无力、弦滑而数、弦或涩、弦滑有力、弦细而数或沉细而数等。痫证的脉象辨析如下。

1. **脉弦滑有力** 多为风痰闭阻所致。症见发病前多有眩晕,胸闷,乏力,多痰,心情不悦,发作时则猝然晕倒,目睛上视,口吐白沫,手足抽搐,喉间痰鸣,舌质淡红、苔白腻。

2. **脉弦滑而数** 多为痰火扰神所致。症见急躁易怒、心烦不寐、咳痰不爽、口苦咽干、便秘尿黄,痫证发作过后,症情更加严重,常彻夜难眠,双目发赤,舌质红、苔黄腻。

3. **脉沉细** 多为心脾两虚所致。症见反复发痫不愈,神疲乏力,面色苍白,身体消瘦,纳呆便溏,舌质淡、苔白腻。

4. **脉沉细而数或弦细而数** 多为肝肾阴虚所致。症见痫证发作,神思恍惚,面色晦暗,头晕目眩,两目干涩,耳轮焦枯不泽,健忘失眠、腰膝酸软,大便干燥,舌质红、苔薄黄。

6. **脉细无力** 多为心血亏虚所致。症见失眠多梦,心悸气短,头晕健忘,每遇劳累则痫证发作;面色萎黄或苍白,舌淡嫩。

7. **脉弦或涩** 多为瘀阻清窍所致。症见发作时猝然晕倒,全身抽搐,或见口角、眼角、肢体抽搐,颜面口唇青紫,舌质紫黯或有瘀点、瘀斑。

(八)癫证

癫证多因情志所伤,或先天遗传,以致痰气郁结、蒙蔽心窍、阴阳失调、精神失常所引起的,以精神抑郁、表情淡漠、沉默痴呆、喃喃自语、出言无序、静则多喜少动为特征的临床常见多发的精神病。

该病证相当于西医学的抑郁症、精神分裂症单纯型及偏执型。该病多发于青壮年女性,平素性格内向,近期多有情志刺激、意欲不遂等诱发因素,大多有家族史,一般无意识障碍和智能缺损。其脉象表现多为弦、弦滑、弦涩、沉迟无力、沉细无力、沉细而数等。癫证的脉象辨析如下。

1. **脉弦**　多为肝郁气滞所致。症见精神抑郁,情绪不宁,沉默不语,善怒易笑,时时太息,胸胁胀闷,舌质淡、苔薄白。

2. **脉弦滑**　多为痰气郁结所致。症见精神抑郁,表情淡漠,沉默痴呆,出言无序,或见喃喃自语,喜怒无常,秽洁不分,不思饮食,舌质红、苔腻而白。

3. **脉沉细无力**　多为心脾两虚所致。症见神志恍惚,魂梦颠倒,心悸易惊,善悲欲哭,肢体困乏,饮食锐减,舌质淡、苔腻。

4. **脉沉细而数**　多为气阴两虚所致。症见久治不愈,神志恍惚,多言善惊,心烦易怒,躁扰不寐,面红形瘦,口干舌燥,舌质红、少苔或无苔。

5. **脉沉迟无力**　多为脾肾阳虚所致。症见沉默寡言,表情淡漠,畏寒肢冷,腹胀便溏,腰部或少腹冷痛,小便清长,夜尿增多,或性欲减退,舌质淡、苔白。

6. **脉弦涩**　多为瘀阻脑络所致。症见神志痴呆,健忘不寐,或神情错乱,或头痛如刺,头晕目眩,面色紫黯,舌质黯或有斑点、瘀斑。

（九）狂证

狂证多因五志过极,或先天遗传,致使痰火壅盛、闭塞心窍、神机错乱所引起的以精神亢奋,狂躁不安,骂詈毁物,动而多怒,以致持刀杀人为特征的临床常见多发性精神病。

该病证相当于西医学的躁狂症、精神分裂症青春型等。多见于 16—25 岁的青少年,女性居多,平素性格外向,暴躁之人,近因强烈持久的精神刺激而引起,常有家族史。其脉象可表现为弦大滑数、细数、弦细或细涩、小弦或细涩等。狂证的脉象辨析如下。

1. **脉弦大滑数**　多为痰火扰神所致。症见平素性急易怒,头痛失眠,两目怒视,面红目赤,烦躁不安,突然狂乱无知,骂詈号叫,不避亲疏,逾垣上屋,或毁物伤人,气力逾常,不食不眠,舌质红绛、苔多黄腻或黄燥而垢。

2. **脉细数** 多为火盛伤阴所致。症见狂证日久,其势较戢,呼之能予自止,但有疲惫之象,多言善惊,时而烦躁,形体消瘦,面红而秽,舌质红、苔少或无苔。

3. **脉弦细或细涩** 多为痰结血瘀所致。症见狂证日久不愈,面色暗滞而秽,躁扰不安,多言多语,恼怒不休,甚则登高而歌,弃衣而走,妄见妄闻妄思,思维奇特,头痛心悸,烦躁不安,舌质紫黯,有瘀点、瘀斑,苔少或薄黄苔干。

4. **脉小弦或细涩** 多为瘀血阻窍所致。症见少寐易惊,疑虑丛生,妄见妄闻,言语支离,面色晦暗,舌质青紫或有瘀点、瘀斑,苔薄滑。

5. **脉细数** 狂病久延,时作时止,多为心肾失调所致。症见妄言妄为,呼之已能自制,寝不安寐,烦闷焦躁,口干口苦,大便难下,舌尖红、无苔有剥裂。

五、肾、膀胱病证

(一)水肿

水肿是指因感受外邪、饮食失调或劳倦过度,使肺失通调、脾失转输、肾失开合、膀胱气化不利,从而导致体内水液潴留,泛滥肌肤,表现以头面、眼睑、四肢、腹背,甚至全身水肿为特征的病证。

该病证常见于西医学中的急、慢性肾小球肾炎,肾病综合征,充血性心功能不全(充血性心力衰竭),内分泌失调,以及营养障碍等病。该病常有乳蛾、心悸、疮毒、紫癜及有久病体虚病史。水肿先以眼睑或下肢开始,继则波及四肢和全身。轻者仅眼睑或足胫水肿,重者全身皆肿,甚则腹大胀满,气喘不能平卧,严重者可见尿闭、恶心呕吐、口有秽味、鼻衄牙宣,甚则头痛、抽搐、神昏、谵语等危象。其脉象表现多为浮数或浮紧、滑数、沉缓、沉数、濡数、沉细、沉弱或沉迟无力等。水肿的脉象辨析如下。

1. **脉浮数或浮紧** 多为风水泛滥所致。症见眼睑水肿,继则四肢及全身皆肿,来势迅速,多伴有恶寒、发热、肢节酸楚、小便不利等全身症状,舌质红、苔薄白或薄黄。

2. 脉浮数或滑数　多为湿毒侵淫所致。症见眼睑水肿,然后遍及全身,小便不利,身发疮痍,甚则溃烂,恶风发热,舌质红、苔薄黄。

3. 脉沉缓　多为水湿浸渍所致。症见全身水肿,按之没指,小便短少,身体困重,胸闷,纳呆,泛恶,舌质淡、苔白腻。

4. 脉沉数或濡数　多为湿热壅盛所致。症见遍体水肿,皮肤绷紧光亮,胸脘痞闷,烦热口渴,小便短赤,或大便干结,舌质红、苔黄腻。

5. 脉沉缓或沉弱　多为脾阳虚衰所致。症见全身水肿,腰以下为甚,按之凹陷处不易恢复,脘腹胀闷,纳减便溏,面色无华,神疲肢冷,小便短少,舌质淡、苔白腻或白滑。

6. 脉沉细或沉迟无力　多为肾阳衰微所致。症见面浮身肿,腰以下为甚,按之凹陷一时不起,心悸,气促,腰部酸重,尿量减少,四肢厥冷,怯寒神疲,面白无华或灰滞,舌质淡胖、苔白。

(二)淋证

淋证是因肾、膀胱气化失司、水道不利而致的以小便频急、淋漓不尽、尿道涩痛、小腹拘急、痛引腰腹为主要表现的一类病证。

该病证可见于西医学的泌尿系感染、泌尿系结石、泌尿系肿瘤及乳糜尿等。该病多见于已婚女性,每因疲劳、情绪变化、感受外邪而诱发。病久或反复发作后,常伴有低热、腰痛、小腹坠胀、疲劳等症状。其脉象可表现为滑数、弦数、细数、弦涩、虚数、细弱、虚细无力、虚弱等。淋证的脉象辨析如下。

1. 脉滑数　多为膀胱湿热所致。症见小便短数,灼热刺痛,溺色黄赤,少腹拘急胀痛,或有寒热,口苦,呕恶,或有腰痛拒按,或有大便秘结等症状,舌质红或淡红、苔黄腻。

2. 脉弦数或细数　多为下焦湿热所致。症见尿中时夹砂石,小便艰涩,或排尿时突然中断,尿道窘迫疼痛,少腹拘急,或腰腹绞痛难忍,尿中带血,舌质红、苔薄黄。

3. 脉弦涩　多为下焦瘀滞所致。症见小便涩滞,淋漓不宣,少腹满痛,舌质淡、苔薄白。

4. 脉滑数或细数　多为热盛伤络所致。症见小便热涩刺痛,尿色深红,或夹有血块,疼痛满急加剧,或见心烦,舌质红、苔黄。

5. 脉虚数或细弱无力　多为湿热蕴结于下所致。症见小便浑浊如同米泔水样,置之沉淀如絮状,上有浮油如脂,或夹有凝块,或混有血液,尿道热涩疼痛,舌质红、苔黄腻。

6. 脉虚弱无力　多为脾肾亏虚所致。症见小便不甚赤涩,但却淋漓不已,时作时止,遇劳即发,腰酸膝软,神疲乏力,舌质淡、苔薄白。

(三)癃闭

癃闭是由于肾与膀胱气化失司而导致尿量减少,排尿困难,甚便闭塞不通为主要症状的一种病证。

该病证可见于西医学的神经性尿闭、膀胱括约肌痉挛、尿道结石、尿道肿瘤、尿道损伤、尿道狭窄、老年人前列腺增生症、脊髓炎等病所出现的尿潴留及肾功能不全引起的少尿、无尿症。该病多见于手术后、产后及老年男性患者,以小便难出,点滴不畅,或小便闭塞不通,尿道无涩痛,小腹胀满甚至胀痛为主要症状。病情严重者,可伴见头晕、头痛、呕吐、腹胀、喘促、水肿、烦躁不安等症状,严重者甚至出现神昏表现。其脉象表现多为滑数、弦、细涩、沉细无力、沉细而弱等。癃闭的脉象辨析如下。

1. 脉滑数　多为膀胱湿热所致。症见小便点滴不通,或量少而短赤灼热,小腹胀满,口苦口黏,或口渴而不欲饮,或大便不畅,舌质红、苔根黄腻。

2. 脉弦　多为肝郁气滞所致。症见小便突然不通,或通而不畅,胁痛,小便胀急,口苦口干,每因精神紧张或惊恐而发作,舌质红、苔薄白或白黄。

3. 脉细涩　多为瘀浊阻滞所致。症见小便滴沥不畅,或尿细

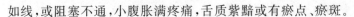

如线,或阻塞不通,小腹胀满疼痛,舌质紫黯或有瘀点、瘀斑。

4. 脉沉细无力 多为脾气下陷所致。症见小腹坠胀,排尿无力,时欲小便而不得解,或量少而不畅,精神萎靡,气短声怯,食少腹胀,大便溏薄,面色淡白,舌质淡、苔薄白。

5. 脉沉细而弱 多为肾阳衰惫所致。症见小腹坠胀,排尿无力,小便欲解而滴沥不爽,或小便不通,腰膝酸软,耳鸣失聪,面白无华,舌质淡、苔薄白。

(四)关格

关格是指由于脾肾阴阳衰惫,气化不利,浊邪内蕴而致小便不通与呕吐并见的病证。多见于水肿、癃闭、淋证等病的晚期。

该病证相当于西医学泌尿系统疾病引起的慢性肾功能不全(慢性肾衰竭)。该病有慢性肾病史。早期仅有原发病症状,部分患者病史不清,而以乏力、眩晕、纳差、恶心、心悸、咳喘、贫血、高血压症而就诊。主证为面色苍白、萎黄而晦暗,眼睑水肿,全身水肿,尿量减少或无尿,或夜尿清长。常伴见食欲缺乏,恶心呕吐,口有尿臭味,脘腹胀满,甚至便血症状;或见贫血,血压升高,心悸,咳喘,呼气有尿味;或见头晕头痛,乏力,烦躁,甚至抽搐,嗜睡,或昏迷,四肢麻木,皮肤瘙痒等症状。其脉象可表现为细数或濡数、沉细或濡细、细数、沉缓、弦而细数等。关格的脉象辨析如下。

1. 脉细数或濡数 多为脾肾亏虚,湿热内蕴所致。症见小便短少,面色晦滞,腰酸膝软,倦怠乏力,不思饮食,晨起恶心,偶有呕吐,头痛夜寐不安,舌质淡或淡红、苔薄黄腻而干燥。

2. 脉沉细或濡细 多为脾肾阳虚,寒湿内蕴所致。症见小便不通,短少,尿色不清,面色晦滞,畏寒怕冷,下肢欠温,腹泻或大便稀溏,呕吐清水,舌质淡、苔白滑。

3. 脉弦细数 多为肝肾亏虚,肝风内动所致。症见小便短少,呕恶频作,面部烘热,牙宣鼻衄,头晕头痛,目眩,手足抽搐,舌质黯红、舌面有裂纹,苔黄腻或焦黑而干。

4. **脉沉缓** 多为肾病及心,邪陷心包所致。症见小便短少,甚则无尿,胸闷,心悸或心前区疼痛,神志昏蒙,循衣摸床,或神昏谵语,恶心呕吐,面白唇暗,四肢欠温,痰涎壅盛,舌质淡、苔白腻。

(五)阳痿

阳痿是指青壮年男子,由于虚损、惊恐或湿热等原因,致使宗筋弛纵,引起阴茎痿软不举,或临房举而不坚的病证。

该病证可见于西医学的男子性功能障碍和某些慢性疾病表现以阳痿为主要症状者。该病多因房事太过,久病体虚;或青少年频犯手淫史,常伴见神疲乏力,腰酸膝软,畏寒肢冷,或小便不畅,滴沥不尽等症状。其脉象表现多为细、沉细、弦、弦细、濡数等。阳痿的脉象辨析如下。

1. **脉细** 多为心脾受损所致。症见阳事不举,精神萎靡,夜寐不安,胃纳不佳,面色不华,舌质淡、苔薄腻。

2. **脉沉细** 多为命门火衰所致。症见阳事不举,精薄清冷,头晕耳鸣,面白无华,精神萎靡,腰膝酸软,畏寒肢冷,舌质淡、苔白。

3. **脉弦** 多为肝郁不舒所致。症见阳痿不举,情绪抑郁或烦躁易怒,胸脘不适,胁肋胀闷,食少便溏,舌质淡、苔薄。

4. **脉弦细** 多为恐惧伤肾所致。症见阳痿不振,举而不刚,胆怯多疑,心悸易惊,眠不安宁,舌质淡、苔薄腻。

5. **脉濡数** 多为湿热下注所致。症见阴茎痿软,阴囊潮湿、臊臭,下肢酸困,小便黄赤,舌质淡红或红、苔黄腻。

(六)遗精

遗精是由于肾虚精关不固,或君相火旺,湿热下注等扰动精室所致,不因性生活而精液频繁遗泄的病证。其中有梦而遗,称为"梦遗";无梦而遗,甚至清醒时精液流出,称为"滑精"。

该病证相当于西医学的性神经衰弱、精囊炎、慢性前列腺炎等病。该病以每周2次以上遗精,并见头昏头晕、耳鸣健忘、心悸不安、失眠多梦、腰酸腿软、精神萎靡等症状;部分患者或可见尿频、尿急、尿痛,或少腹胀痛,可伴见血精或脓精等症状。其脉象表现多为细数、濡数、细弱、沉细无力等。遗精的脉象辨析如下。

1. **脉细数** 多为心肾不交所致。症见少寐多梦,梦则遗精,伴见五心烦热,头晕目眩,精神萎靡,倦怠乏力,心悸不宁,善怒健忘,口干口苦,小便短赤,舌质红、苔薄黄。

2. **脉濡数** 多为湿热下注所致。症见遗精频作,或尿时少量精液外流,小便热赤浑浊,或尿涩不爽,口苦或渴,心烦少寐,口舌生疮,大便溏臭,或见脘腹痞闷,恶心欲吐,舌质淡红或红、苔黄腻。

3. **脉细弱** 多为劳伤心脾所致。症见劳则遗精,心悸不宁,失眠健忘,面色萎黄,四肢困倦,食欲缺乏,大便溏薄,舌质淡、苔薄白。

4. **脉沉细无力** 多为肾气不固所致。症见时有滑精,面色少华,腰膝酸软无力,精神萎靡,夜尿增多,小便清长,尿后余沥,舌质淡、苔白。

5. **脉细数** 多为阴虚火旺所致。症见多梦遗精,夜寐不安,阳事不易举起,心中烦热,头晕耳鸣,两颧潮红,口苦口干,舌质红、苔黄。

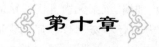

第十章

气血津液病证

一、郁证

郁证是由于情志不舒、气机郁滞所致,以心情抑郁、情绪不宁、胸部满闷、胁肋胀痛,或易怒易哭,或咽中如有异物梗塞等症状为主要临床表现的一类病证。

该病证可见于西医学中的神经衰弱、癔症、焦虑症,也可见于围绝经期综合征等疾病。该病多发于青中年女性,患者大多数有忧愁、焦虑、悲哀、恐惧、愤懑等情志内伤的病史。主要表现为情绪不稳定,烦躁不宁,喜怒无常,易激惹,抑郁,紧张,焦虑,多疑,感情脆弱,悲伤欲哭,注意力不集中,健忘等症状。其脉象表现多为弦、弦数、弦或涩、弦滑、弦细、弦细或细数等。郁证的脉象辨析如下。

1. **脉弦** 多为肝气郁结所致。症见精神抑郁,情绪不宁,胸部满闷,胁肋胀痛,痛无定处,脘闷嗳气,不思饮食,大便不调,舌质淡、苔腻。

2. **脉弦数** 多为气郁化火所致。症见性情急躁易怒,胸胁胀满,口苦而干,或头痛、目赤、耳鸣,或嘈杂吞酸,大便秘结,舌质红、苔黄。

3. **脉弦或涩** 多为血行郁滞所致。症见精神抑郁,性情急躁,头痛,失眠,健忘,或胸胁疼痛,或身体某部有发冷或发热感,舌质紫黯,或有瘀点、瘀斑。

4. **脉弦滑** 多为痰气郁结所致。症见精神抑郁,胸部闷塞,胁肋胀满,咽中如有物梗塞,吞之不下,咳之不出,舌质淡、苔白腻。

5. 脉弦细　多为心肝阴虚所致。症见精神抑郁,时悲欲哭,情绪极不稳定,五心烦热,舌质红、苔薄黄。

6. 脉弦细或细数　多为肝肾阴虚所致。症见情绪不宁,急躁易怒,眩晕耳鸣,目干畏光,视物不明,或头痛且胀,面红目赤,舌质干红。

二、血证

凡由多种原因引起火热熏灼或气虚不摄,以致血液不循常道,或上溢口鼻诸窍,或下泄前后二阴,或渗出于肌肤之外所形成的疾病,统称为血证。常见的血证可分为鼻衄、齿衄、咯血、吐血、便血、尿血、紫斑等类型。

该病证可见于西医学中多种急、慢性疾病所引起的出血,包括某些系统的疾病(如呼吸、消化、泌尿系统疾病)有出血症状者及造血系统病变所引起的出血性疾病。血证的脉象可表现为:热盛迫血者,多见弦数或滑数;阴虚火旺者,多见细数;气虚不摄者,多见脉弱等。

(一)鼻衄

鼻腔出血,称为鼻衄,又称为鼻出血。它是血证中最常见的一种。鼻衄多由火热迫血妄行所致,其中以肺热、胃热、肝火最为常见。另有少数患者,可由正气亏虚,血失统摄所引起。鼻衄主要见于某些传染病、发热性疾病、血液病、风湿热、高血压、维生素缺乏症、化学药品及药物中毒等所引起。鼻衄的脉象辨析如下。

1. 脉数　多为热邪犯肺或胃热炽盛所致。症见鼻燥出血,口干咽燥,或兼有身热、咳嗽少痰等症状,舌质红、苔薄,多为热邪犯肺;症见鼻衄或兼齿衄,血色鲜红,口渴欲饮,鼻干、口干臭秽,烦躁,便秘,舌质红,苔黄,多属胃热炽盛。

2. 脉弦数　多为肝火上炎所致。症见鼻衄,头痛,目眩,耳鸣,烦躁易怒,两目红赤,口苦,舌质红、苔薄。

3. **脉细无力** 多为气血亏虚所致。症见鼻衄,或兼齿衄、肌衄,神疲乏力,面白无华,头晕,耳鸣,心悸,夜寐不宁,舌质淡、苔薄白。

(二)齿衄

齿龈出血,称为齿衄,又称为牙衄、牙宣。齿衄可由齿龈局部或全身疾病所引起。内科范围内的齿衄,多由血液病、维生素缺乏症及肝硬化等疾病所引起;齿龈局部病变引起的齿衄,一般属于口腔科范围。齿衄的脉象辨析如下。

1. **脉洪数** 多为胃火炽盛所致。症见齿龈血色鲜红,齿龈红肿疼痛,头痛,口臭,舌质红、苔黄。

2. **脉细数** 多为阴虚火旺所致。症见齿衄,血色淡红,起病较缓,常因受热及烦劳而诱发,齿摇不坚,舌质红、少苔。

(三)咯血

血由肺及气管外溢而咳出,表现为痰中带血,或痰血相兼,或纯血鲜红,间夹泡沫,均称为咯血,也称为嗽血或咳血。内科范围内的咯血,主要见于呼吸系统疾病,如支气管扩张症、急性支气管炎、慢性支气管炎、肺炎、肺结核、肺癌等。咯血的脉象辨析如下。

1. **脉数** 多为燥热伤肺所致。症见喉痒咳嗽,痰中带血,口干鼻燥,或有身热,舌质红、少津、苔薄黄。

2. **脉弦数** 多为肝火犯肺所致。症见咳嗽阵作,痰中带血或纯血鲜红,胸胁胀痛,烦躁易怒,口苦,舌质红、苔薄黄。

3. **脉细数** 多为阴虚肺热所致。症见咳嗽痰少,痰中带血或反复咯血,血色鲜红,口干咽燥,双颧发红,潮热盗汗,舌质红。

(四)吐血

血由胃而来,经呕吐而出,血色红或紫黯,常夹有食物残渣,称为吐血,也称为呕血。吐血主要见于上消化道出血,其中以消化性溃疡出血及肝硬化所致的食管、胃底静脉曲张破裂最为多见。其次见于食管炎,急、慢性胃炎,胃黏膜脱垂症等疾病,以及某些全身性疾病(如血液病、尿毒症、应激性溃疡)引起的出血。吐血的脉象辨析如下。

1. 脉滑数　多为胃热壅盛所致。症见脘腹胀闷,甚则作痛,吐血色红或紫黯,常夹有食物残渣,口臭,便秘,大便色黑,舌质红、苔黄腻。

2. 脉弦数　多为肝火犯胃所致。症见吐血色红或紫黯,口苦胁痛,心烦易怒,寐少梦多,舌质红绛。

3. 脉细弱　多为气虚血溢所致。症见吐血缠绵不止,时轻时重,血色黯淡,神疲乏力,心悸气短,面色苍白,舌质淡、苔薄白。

(五)便血

便血系由于胃络、肠络受损,出现血液随大便而下,或大便呈柏油样为主要表现的病证。内科杂病的便血主要见于胃肠道的炎症、溃疡、肿瘤、息肉、憩室炎等。便血的脉象辨析如下。

1. 脉濡数　多为肠道湿热所致。症见便血色红,大便不畅或稀溏,或有腹痛,口苦,舌质红、苔黄。

2. 脉细　多为气虚不摄所致。症见便血色红或紫黯,食少,身体疲倦,面色萎黄,心悸少寐,舌质淡、苔薄白。

3. 脉细涩　多为脾胃虚寒所致。症见便血紫黯,甚则黑色,腹痛,喜饮热饮,面白无华,神倦懒言,大便溏薄,舌质淡、苔薄白。

(六)尿血

小便中混有血液,甚或伴见血块的病症,称为尿血。随其出血量多少的不同,而使小便呈淡红色、鲜红色或茶褐色。尿血是一种较为常见的病症。西医学所称的尿道感染、肾结核、肾小球肾炎,泌尿系肿瘤及全身性疾病,如血液病、结缔组织疾病等,都有可能出现尿血。尿血的脉象辨析如下。

1. 脉数　多为下焦热盛所致。症见小便黄赤灼热,尿血鲜红,心烦口渴,面赤口疮,夜寐不安,舌质红。

2. 脉细数　多为肾虚火旺所致。症见小便短赤带血,头晕耳鸣,神疲乏力,颧红潮热,腰膝酸软,舌质红。

3. **脉细弱** 多为脾不统血所致。症见久病尿血,甚或兼见齿衄、肌衄,食欲缺乏,体倦乏力,气短声低,面色无华,舌质淡、苔薄白。

4. **脉沉弱** 多为肾气不固所致。症见久病尿血,血色淡红,头晕耳鸣,精神困惫,腰脊酸痛,舌质淡、苔薄。

(七)紫斑

血液溢出于肌肤之间,皮肤表现青紫斑点或斑块的病症,称为紫斑,亦有称为肌衄及葡萄疫的。内科杂病的紫斑,主要见于西医学中的原发性血小板减少性紫癜及过敏性紫癜,药物、化学和物理因素等引起的继发性血小板减少性紫癜。紫斑的脉象辨析如下。

1. **脉弦数** 多为血热妄行所致。症见皮肤出现青紫斑点或斑块,或伴见鼻衄、齿衄、便血、尿血,或有发热,口渴,便秘,舌质红、苔黄。

2. **脉细数** 多为阴虚火旺所致。症见皮肤出现青紫斑点或斑块,时发时止,常伴鼻衄、齿衄或月经过多,两颧发红,心烦口渴,手足心热,或有潮热盗汗,舌质红、少苔。

3. **脉细弱** 多为气不摄血所致。症见反复出现肌衄,久病不愈,神疲乏力,头晕目眩,面色苍白或萎黄,食欲缺乏,舌质淡、苔薄白。

三、汗证

汗证是指由于阴阳失调,腠理不固,以致汗液外泄失常的一种病证。其中,不因外界环境因素影响,而白昼时时汗出,动辄益甚的,称为"自汗";夜寐当中汗出,醒来自止者,称为"盗汗",也称为"寝汗"。

该病证在西医学中可见于甲状腺功能亢进症、自主神经功能紊乱症、风湿热、结核病等病症所致的自汗、盗汗表现。其脉象可表现为细、细弱、细数、弦数、弱缓等。汗证的脉象辨析如下。

1. **脉细**　多为心血不足所致。症见自汗或盗汗,心悸少寐,神疲气短,面色无华,舌质淡、苔薄白。

2. **脉细弱**　多为肺卫不固所致。症见汗出恶风,稍劳汗出尤甚,易于感冒,体倦乏力,面白无华,舌质淡、苔薄白。

3. **脉缓**　多为营卫不和所致。症见汗出恶风,周身酸楚,时寒时热,或表现半身、某局部出汗,舌质淡、苔薄白。

4. **脉细数**　多为阴虚火旺所致。症见夜寐盗汗,或有自汗,五心烦热或兼午后潮热,两颧发红,口渴,舌质红、苔少。

5. **脉弦数**　多为邪热郁蒸所致。症见蒸蒸汗出,汗液易使衣服黄染,面赤烘热,烦躁口苦,小便色黄,舌质淡红、苔薄黄。

四、消渴

消渴是指因恣食肥甘,或情志过极,房事不节,热病之后等,以致郁热内蕴,气化失常,津液精微不能正常输布而下泄,阴虚燥热所致,以口渴,多饮,多食,消瘦,尿多而甜为主要表现的脾系疾病。

该病证相当于西医学的糖尿病。多发于 40 岁以后,以形体肥胖者居多;起病多较缓慢,病情较长。以口渴多饮,多食易饥,尿多且有甜味,形体消瘦为主要表现;初起"三多"症状可不明显,症状明显时则口渴多饮,每日尿量可达 3000～5000ml,食欲亢进,体重减轻,面容憔悴,神疲乏力,皮肤瘙痒,可有四肢麻木、酸痛、腰酸、性欲减退,男人阳痿,妇女月经失调,或见视力减退,腹泻等症状。其脉象可表现为洪数、滑数、细数、沉细无力等。消渴的脉象辨析如下。

1. **脉洪数**　多为肺热伤津所致。症见烦渴多饮,口干舌燥,尿频量多,舌边尖红、苔薄黄。

2. **脉滑数**　多为胃热炽盛所致。症见多食易饥,口渴,尿多,形体消瘦,舌质淡红或红、苔黄。

3. **脉细数**　多为肾阴亏虚所致。症见尿频尿多,浑浊如同脂膏，或尿有甜味，腰膝酸软，疲劳乏力，头晕耳鸣，口干唇燥，皮肤干燥，全身瘙痒，舌质红、少苔。

4. 脉沉细无力　多为阴阳两虚所致。症见小便频数，浑浊如膏，甚至饮一溲一，面容憔悴，耳轮干枯，腰膝酸软，四肢欠温，畏寒怕冷，男人阳痿或妇女月经不调，舌质淡、苔白而干。

五、积聚

积聚是由于正气亏虚，脏腑失和，气滞、血瘀、痰浊蕴结于腹，以腹内结块，或胀或痛为主要临床特征的一种病证。

该病证可见于西医学的腹部肿瘤、肝脾大，以及增生型肠结核、胃肠功能紊乱、不完全性肠梗阻等病症。中医一般将积聚分为积证和聚证。积证以血瘀为主要病变，聚证以气滞为主要病变；积证的病变部位主要见于胃、肠和肝部。右胁腹内积块伴见胁肋刺痛、黄疸、纳呆、腹胀等症状者，病在肝；胃脘部积块伴见反胃、呕吐、呕血、便血等症状者，病在胃；右腹积块伴腹泻或便秘、消瘦乏力，以及左腹部积块伴大便次数增多、便下脓血者，病在肠。积证一般初期正气未至大虚，邪气虽实却不甚，表现为积块较小、质地较软，虽有胀痛不适，而一般情况尚可。中期正气渐衰而邪气渐甚，表现为积块增大、质地较硬、疼痛持续，并有饮食缺乏，倦怠乏力，形体渐瘦等症状。末期正气大虚而气实甚，表现为积块较大、质地坚硬、疼痛剧烈，并有饮食大减，神疲乏力，面色萎黄或黧黑，明显消瘦等症状。积证病程较长，病多在血分，病情较重。聚证则无积块，腹中气时聚时散，发有休止，痛无定处，病情较短，多属气分，一般病情较轻。其脉象聚证多为弦、弦滑等；积证多为弦、弦滑或细涩、弦细或细数等。积聚的脉象辨析如下。

（一）聚证

1. 脉弦　多为肝气郁滞所致。症见腹中气聚，攻窜胀痛，时聚时散，脘胁之间时有不适，病情常随情绪而起伏，舌质淡、苔薄白。

2. **脉弦滑**　多为食浊阻滞所致。症见腹胀或腹痛,便秘,食欲缺乏,时有如条状物聚起在腹部,重按则胀痛更甚,舌质淡、苔腻。

(二)积证

1. **脉弦**　多为气滞血阻所致。症见积证初起,积块软而不坚,固着不移,胀痛并见,舌质淡、苔薄白。

2. **脉弦滑或细涩**　多为气结血瘀所致。症见腹部积块渐大,按之较硬,痛处不移,饮食减少,体倦乏力,面黯消瘦,时有寒热,妇女或见经闭不行,舌质青紫,或有瘀点、瘀斑。

3. **脉弦细或细数**　多为正虚瘀结所致。症见积块坚硬,疼痛逐渐加剧,饮食大减,面色萎黄或黧黑,消瘦脱形,舌质淡或紫色、苔灰糙或光滑无苔。

六、肥胖

肥胖是由于先天禀赋因素、过食肥甘及久卧久坐、少劳等引以气虚痰湿偏盛为主,体重超过标准体重 20% 以上,并伴见头晕乏力、神疲懒言、少动气短等症状的一类病证。

该病证相当于西医学的肥胖症(包括单纯性肥胖症中体质性肥胖症及获得性肥胖症)。该病证可见于任何年龄,但多见于40—50 岁的中壮年,尤以女性为多。其临床症状主要为体肥,气短,神疲,倦怠,自汗,怕热或畏寒,纳多,腹胀,便溏或腹泻,肢肿,心悸,头晕,月经失调,腰腿疼痛等;舌象为舌淡胖,边有齿痕,或舌红、苔薄,或苔白腻;脉象多表现为弦滑、濡或濡细,沉弦或涩、沉迟无力、滑、滑或涩等。肥胖的脉象辨析如下。

1. **脉弦滑**　多为胃热滞脾所致。症见多食,消谷善饥,形体肥胖,脘腹胀满,面色红润,口苦口干,心烦头晕,胃脘灼痛嘈杂,得食则缓,舌质红、苔黄腻。

2. **脉濡细**　多为脾虚湿困所致。症见肥胖臃肿,神疲乏力,身体困重,胸闷脘胀,四肢轻度水肿,晨轻暮重,劳累后更为明显,饮食如常或偏少,既往多有暴饮暴食史,小便不利,便溏或便秘,舌质淡胖、舌边有齿痕、苔薄白或白腻。

3.脉滑或濡　多为痰湿内盛所致。症见身形盛大、体胖,身体沉重,肢体困倦,胸膈痞满,痰涎壅盛,头晕目眩,呕不欲食,口干而不欲饮,嗜食肥甘醇酒,神疲嗜卧,苔白腻或白滑。

4.脉沉迟无力　多为脾肾阳虚所致。症见形体肥胖,颜面虚浮,神疲嗜卧,气短乏力,腹胀便溏,自汗气喘,动则更甚,畏寒肢冷,下肢水肿,尿昼少夜频,舌质淡胖、苔薄白。

5.脉沉弦或涩　多为气滞血瘀所致。症见体形丰满,面色紫红或黯红,胸闷胁胀,心烦易怒,夜不能寐或夜寐不安,大便秘结,舌质黯红或有瘀点、瘀斑,或舌下有瘀筋。

七、内伤发热

内伤发热是指以内伤为病因,脏腑功能失调,气血阴阳亏虚为基本病机的以发热为主的一种病证。

该病证可见于西医学的功能性低热、肿瘤、血液病、结缔组织疾病、内分泌疾病,以及部分慢性感染性疾病所起的发热。该病起病缓慢,病程较长。一般有气、血、水液壅遏或血阴阳亏虚的病史,或有反复发热的病史;多为低热或自觉发热,表现为高热者较少。不恶寒,或虽有怯冷,但得衣被则温,并常兼见头晕、神疲、自汗、盗汗等症状。其脉象表现多为弦数、弦或涩、濡数、细弱细数、细涩、沉细无力等。内伤发热的脉象辨析如下。

1.脉弦数　多为气郁发热所致。症见发热,但多为低热或潮热,热势常随情绪波动而起伏,精神抑郁,胸胁胀满,烦躁易怒,口干而苦,食欲缺乏,舌质红、苔黄。

2.脉弦或涩　多为血瘀发热所致。症见午后或夜间发热,或自觉身体某处部位发热,口燥咽干,但不多饮,肢体或躯干有固定痛处或肿块,面色萎黄或晦暗,舌质青紫或有瘀点、瘀斑。

3.脉濡数　多为湿郁发热所致。症见低热,午后热甚,胸闷脘痞,全身重着,不思饮食,渴不欲饮,呕恶不止,大便稀薄或黏滞不爽,舌质淡红或淡、苔白腻或黄腻。

4. 脉细弱 多为气虚发热所致。症见发热,热势或低或高,常在劳累后发作或加剧,倦怠乏力,气短懒言,自汗不止,易于感冒,食少便溏,舌质淡、苔薄白。

5. 脉细涩 多为血虚发热所致。症见发热,热势多为低热,头晕目眩,身倦乏力,心悸不宁,面白少华,唇甲色淡,舌质淡、苔薄。

6. 脉细数 多为阴虚发热所致。症见午后潮热,或夜间发热,不欲近衣,手足心热,烦躁不安,少寐多梦,夜间盗汗,口干咽燥,舌质红、舌面或有裂纹,苔少、甚或无苔。

7. 脉沉细无力 多为阳虚发热所致。症见发热而欲近衣,形寒怯冷,四肢不温,少气懒言,头晕嗜卧,腰膝酸软,纳少便溏,面白不华,舌质淡胖、舌边或有齿痕,苔白润。

第十一章

经络、肢体病证

一、头痛

头痛即指由于外感与内伤，致使脉络绌急或失养，清窍不利所引起的以患者自觉头部疼痛为特征的一种常见病证。

该病证相当于西医学的血管神经性头痛、偏头痛等。该病可见于任何年龄，首次发病以 20－30 岁为多，女性多见。起病突然，反复发作，每于疲劳、失眠、月经期间、情绪激动、天气变化等情况下而诱发。每次发作的性质过程极为相似。头痛呈发作性，多偏于一侧、偶可见及两侧，以额颞为主，每日至数周发作 1 次，每次持续数小时至数日，头痛剧烈，呈搏动性疼痛、胀痛、锥钻痛、裂开样痛等，发作前可有眼前闪光、畏光，眼胀，视物模糊，烦躁等症状，发作时可有恶心，呕吐，畏光，怕响声，出汗，面色苍白或潮红，失眠多梦，记忆力减退，思维不能集中及腹胀、腹泻等症状。其脉象表现多为浮紧、浮数、濡滑、沉弦有力、沉弦或沉滑、沉细或细涩等。头痛的脉象辨析如下。

1. 脉浮紧　多为风寒犯头所致。症见头痛起病较急，其痛如同破裂，连及项背，恶风畏寒，遇风尤为剧烈，口不渴，舌质淡、苔薄白。

2. 脉浮数　多为风热犯头所致。症见头痛而胀，甚则头痛如同开裂，发热或见恶寒，口渴欲饮，面红耳赤，便秘尿黄，舌质红、苔黄。

3. 脉濡滑　多为风湿犯头所致。症见头痛如裹，肢体困重，胸闷纳呆,小便不利,大便或溏,舌质淡、苔白腻。

4. 脉沉弦有力　多为肝阳上亢所致。症见头胀痛而眩,心烦易怒,胁间疼痛,夜眠不宁,口苦口干,舌质红、苔薄黄。

5. 脉沉弦或沉滑　多为痰浊上犯所致。症见头痛昏蒙,胸脘满闷,呕恶痰涎,舌体胖大、舌边有齿痕、苔白腻。

6. 脉沉细或细涩　多为瘀阻脑络所致。症见头痛经久不愈,其痛如刺,固定不移,或头部有外伤史,舌质紫黯或有瘀斑、瘀点,苔薄白。

二、痹证

痹证是指因风寒湿邪入侵人体,导致气血凝滞,经络痹阻,以关节和肌肉疼痛,酸楚,麻木,重着,屈伸不利,或关节肿大变形等为主要临床表现的肢体疾病。

该病证相当于西医学的风湿热、风湿性关节炎、类风湿关节炎、强直性脊柱炎、骨性关节炎、风湿性肌炎等病症。该病多有风寒湿邪外感史,或长期工作、居处于寒湿之地。常见四肢关节和(或)肌肉疼痛,酸楚,麻木,肿胀,气候变化时症状加重,部分初期可见发热,汗出,咽痛、心悸等症状。体征常见受累关节肿胀,屈伸不利,甚则关节红肿热痛、结节、红斑出现。脉象表现多为浮紧或沉紧、沉弦或沉迟而弦、弦滑、滑数、细涩、沉虚而缓等。痹证的脉象辨析如下。

1. 脉浮紧或沉紧　多为风胜行痹所致。症见肢体关节酸痛,游走不定,不拘上、下、左、右肢体关节,病或数时,或1~2日,或3~5日,日轻夜重,急性期者亦红亦肿,触之热感,恶风或恶寒,喜暖,颜面淡清而两颧微红,舌质红、苔白微厚。

2. 脉沉弦而紧或沉迟而弦　多为寒胜痛痹所致。症见肢体关节剧痛不移,局限一处,遇寒则痛更甚,得热则痛缓和,甚至关节屈伸不利,皮色不红,关节不肿,触之不热,舌质红润、苔白而薄腻。

3. 脉弦滑　多为湿胜着痹所致。症见肢体关节沉重酸胀,疼痛不已,重则关节肿胀,重着不移,但却不红,甚则四肢活动不便,颜面苍黄而润,舌质红、苔白厚而腻。

4. **脉滑数** 多为热邪阻痹所致。症见肢体关节疼痛,痛处嫩红灼热,肿胀疼痛剧烈,得冷稍舒,筋脉拘急,日轻夜重,患者多兼见发热、口渴、心烦、喜冷恶热,烦闷不安等症状,舌质红、苔黄燥。

5. **脉沉虚而缓** 多为气虚血亏所致。症见四肢乏力,关节酸沉,绵绵作痛,麻木尤甚,汗出畏寒,时见心悸,食滞纳呆,颜面微青而白,形体虚弱,舌质淡红欠润滑、苔黄或薄白。

6. **脉细涩** 多为肾虚寒凝所致。症见肢体关节疼痛,屈伸不利,关节肿大、僵硬、变形,甚则肌肉萎缩,筋脉拘紧,肘膝不得而伸,或尻以代踵、脊以代头而成废人,舌质黯红、苔薄。

三、痿证

痿证系指肢体筋脉弛缓,软弱无力,日久不用,引起肌肉萎缩或瘫痪的一种病证。

该病证相当于西医学的感染性多发性神经根神经炎、运动神经元病、重症肌无力、肌营养不良等疾病。该病多有感受外邪与内伤积损的病因,有缓慢起病的病史,也有突然发病者。以下肢或上肢、一侧或双侧筋脉弛缓,痿软无力,甚至瘫痪日久,肌肉萎缩为主要症状。其脉象表现多为细数、细数而濡、沉细或沉弱、沉细数涩滞无力等。痿证的脉象辨析如下。

1. **脉细数** 多为肺热津伤所致。症见初始发热,或热退后突然肢体软弱无力,皮肤枯燥,心烦口渴,咽干咳呛少痰,小便短赤,大便秘结,舌质红、苔黄。

2. **脉细数而濡** 多为湿热浸淫所致。症见四肢痿软无力,身体困重,或微肿麻木,尤多见于下肢,或足胫热蒸,或发热,胸脘痞闷,小便赤涩,舌质红、舌体大、苔黄厚腻。

3. **脉沉细或沉弱** 多为脾胃亏虚所致。症见肢体痿软无力日重,食少纳呆,腹胀便溏,面浮不华,气短气浅,神疲乏力,舌质淡、舌体胖大、苔薄白。

4.脉沉细数 多为肝肾亏损所致。症见起病缓慢,下肢痿软无力,腰脊酸软,不能久立,或伴眩晕、耳鸣,男人遗精早泄,妇女月经不调,甚则步履全废,腿胫大肉渐脱,舌质红、苔少。

5.脉涩滞无力 多为气虚血瘀所致。症见四肢软弱无力,麻木不仁,甚者萎枯不用,肢体刺痛且有定处,或见皮肤青紫,神疲气短,舌紫唇青或舌见瘀点,苔薄白。

四、腰痛

腰痛是指腰部感受外邪,或因外伤或由肾虚而引起的气血运行失调,脉络绌急,腰府失养所致的以腰部一侧或两侧疼痛为主要症状的一种病证。

该病证相当于西医学的腰肌劳损类疾病。多有腰部感受外邪、外伤、劳损等病史。以一侧或两侧腰痛为主要症状。或痛势绵绵,时作时止,遇劳则剧,得逸则缓,按之则减;或痛处固定,胀痛不适;或如锥刺,按之痛甚。其脉象表现多为沉紧或沉迟、濡数或弦数、弦涩或细数、细等。腰痛的脉象辨析如下。

1.脉沉紧或沉迟 多为寒湿腰痛所致。症见腰部冷痛重着,转侧不利,逐渐加重,每遇阴雨天或腰部感寒后加剧,痛处喜温,体倦乏力,或肢末欠温,食少腹胀,舌质淡、舌体胖大、苔白腻而润。

2.脉濡数或弦数 多为湿热腰痛所致。症见腰髋弛痛,牵掣拘急,痛处伴有热感,每于热天或腰部着热后痛剧,遇冷痛减,口渴而不欲饮,尿色黄赤;或午后身热,微汗冒出,舌质红、苔黄腻。

3.脉弦涩或细数 多为瘀血腰痛所致。症见痛处固定,或胀痛不适,或痛如锥刺,日轻夜重,或持续不休,活动不利,甚则不能转侧,痛处拒按,面晦唇暗,舌质隐青或有瘀点、瘀斑,病程迁延,常有外伤、劳损病史。

4.脉细 多为肾虚腰痛所致。症见腰痛以酸软为主,喜按喜揉,腿膝无力,遇劳更甚,卧则减轻,常反复发作。偏阳虚者,则少腹拘急,手足不温,气短乏力,舌质淡,脉沉细;偏阴虚者,则不寐心烦,口燥咽干,面色潮红,手足心热,舌质红、苔少。

五、颤震

颤震,又称"颤振"或"振掉",是指以头部或肢体摇动、颤抖为主要临床表现的一种病证。

该病证相当于西医学所称某些锥体外系疾病所致的不随意运动,如帕金森病(震颤麻痹)、舞蹈病、手足徐动症等。该病多发于中、老年人,男性多于女性。起病隐袭,渐进发展加重,不能自行缓解;以头部及肢体摇动、颤抖,甚至不能持物为其共同证候特征,轻者头摇肢颤,重者头部震摇大动,肢体震颤不已,不能持物,食则令人代哺;继见肢体不灵,行动迟缓,表情淡漠,神情呆滞,口角流涎等症状。其脉象表现多为弦紧、沉弦无力或弦细而紧、沉濡无力或弦细而紧、沉濡无力或沉细、弦滑或沉濡等。颤震的脉象辨析如下。

1. 脉弦紧　多为风阳内动所致。症见眩晕头胀,面部发红,口干舌燥,情绪不稳、易怒,腰膝酸软,睡有鼾声,渐见头摇肢颤,不能自主,舌质红、苔薄黄。

2. 脉沉弦无力或弦细而紧　多为髓海不足所致。症见头晕目眩,耳鸣耳聋,记忆力差或善忘,头摇肢颤,二便不利,寤寐颠倒,重则神志呆滞,啼笑反常,言语失序,舌质淡红、舌体胖大、苔薄白。

3. 脉沉濡无力或沉细　多为气血亏虚所致。症见头晕目眩,心悸而烦,动则气短懒言,头摇肢颤,食少纳呆,全身乏力,畏寒肢冷,时常汗出,二便失常,舌质淡红、舌体胖大、苔薄白而滑。

4. 脉弦滑或沉濡　多为痰热动风所致。症见头晕目眩,头痛不已,肢体颤震抖动,手不能持物,甚至四肢不知痛痒;胸闷泛恶,甚则呕吐痰涎,咳喘,痰涎如缕似丝,吹拂不断,舌质红、舌体胖大有齿痕、苔厚腻或白或黄。

第十二章

妇产科病证

一、月经先期

月经周期提前 7 日以上，或每月两潮，并连续 2 个月经周期以上，称为月经先期。

该病证相当于西医学的月经频发。其病机主要是血热和气虚。血热则热扰冲任，血海不宁，迫血妄行，月经提前；气虚则统摄无权，冲任不固，月经先期而至。其脉象主要表现多为滑数、弦数、细数、缓弱等。月经先期的脉象辨析如下。

1. 脉滑数　多为阳盛实热所致。症见经期提前，经血量多，血色紫红，血质黏稠；心烦口渴，小便色黄，大便秘结，身热面赤，舌质红、苔黄。

2. 脉弦数　多为肝郁血热所致。症见经期提前，经量或多或少，血色紫红，质稠有块；经前乳房、胸胁、少腹胀痛，精神抑郁，烦躁易怒，口苦咽干，舌质红、苔黄。

3. 脉细数　多为阴虚内热所致。症见经期提前，经血量少，色红质稠；两颧潮红，五心烦热，口燥咽干，舌质红、苔少。

4. 脉缓弱　多为中气不足所致。症见经期提前，经血量多，血色淡、质稀；神疲体倦，少气懒言，脘闷纳呆，食少便溏，舌质淡、苔薄。

二、月经后期

月经周期延后 7 日以上，甚至 3～5 个月一行，称为月经后期。

该病证相当于西医学中的月经稀发。其发病机制有虚实不同,虚者由精血不足;实者多由血寒、气滞、痰湿引起经脉气机受阻,使血海不能按时满溢,遂致月经后期。其脉象表现多为细而无力、沉迟无力、沉紧、弦、滑等。月经后期的脉象辨析如下。

1. 脉细无力　多为血虚所致。症见月经周期延后,量少色而质稀;或小腹绵绵作痛,头昏目眩,心悸不寐,面色苍白或萎黄,舌质淡、苔薄白。

2. 脉沉迟无力　多为虚寒所致。症见月经周期延后,量少色淡而质稀,小腹隐隐作痛,喜暖喜按,腰膝酸软,性欲淡漠,小便清长,面白无华,舌质淡、苔白。

3. 脉沉紧　多为实寒所致。症见月经周期延后,量少色黯有块;经行时小腹冷痛,得热痛减,畏寒肢冷,或面色青白,舌质黯,苔白。

4. 脉弦　多为气滞所致。症见月经周期延后,量少或正常,血色紫黯有块,小腹胀痛,精神抑郁,胸胁、乳房胀痛,舌质淡、苔薄白。

5. 脉滑　多为痰湿所致。症见月经周期延后,量少色淡质稀,身形肥胖,心悸气短,胸闷呕恶,带下量多,舌质淡、舌体胖、舌边有齿痕、苔腻。

三、月经先后不定期

月经周期或提前或延后 7 日以上,连续 3 个月经周期以上,称为月经先后无定期。

该病证相当于西医学月经失调中的月经不规则。其主要病机多为肝肾功能失调,冲任功能紊乱,血海蓄溢失常。其脉象表现多为沉细、弦等。月经先后不定期的脉象辨析如下。

1. 脉沉细　多为肾虚所致。症见经行或先或后,量少、色淡、质稀,头晕目眩,耳鸣耳聋,腰膝酸软,小便频数,舌质淡、苔薄。

2. 脉弦　多为肝郁所致。症见经行或先或后,经量或多或少,经色黯红,有血块,或经行不畅,胸胁、乳房、少腹胀痛,精神抑郁,时欲叹息,嗳气不息,少食纳呆,舌质淡、苔薄白或薄黄。

四、月经过多

月经周期正常,经行血量明显多于正常,称为月经过多。

该病证相于西医学的排卵型月经失调引起的月经过多、宫内节育器所致的月经过多。该病常有素体虚弱,或情志不遂,或嗜食辛辣,或工作、生活环境过于燥热,或病发于宫内节育器或人工流产术后病史。其主要病机为冲任损伤、经血失于制约。其脉象表现多为缓弱、滑数、涩等。月经过多的脉象辨析如下。

1. 脉缓弱　多为气虚所致。症见月经量多,色淡、质稀,神疲肢倦,小腹空坠,气短懒言,纳少食滞,大便溏薄,面色无华,舌质淡红、苔薄白。

2. 脉滑数　多为血热所致。症见月经量多,血色深红、质黏稠,心烦面赤,口渴饮冷,尿黄便秘,舌质红、苔薄黄。

3. 脉涩　多为血瘀所致。症见月经过多,经血紫黯而有块,经行小腹疼痛拒按,舌质紫黯或有瘀点、瘀斑。

五、经期延长

月经周期基本正常,行经时间超过 7 日以上,甚或 14 日方净,称为经期延长。

该病证相当于西医学的排卵型功能失调性子宫出血病的黄体萎缩不全、盆腔炎、子宫内膜炎、上环术后引起的经期延长。该病可有盆腔炎病史,或有饮食、情志失调史,或有上环手术史。其病机常有虚实之别,实者多因气滞血瘀,寒凝血瘀或气虚血行迟滞,以致瘀血阻滞冲任,新血不得归经;虚者多由阴虚内热,虚火妄动,扰动血海,以致血海不宁;或因气虚冲任不固,经血失于制约而使经期延长。其脉象表现多为弦涩、细数、缓弱等。经期延长的脉象辨析如下。

1. **脉弦涩**　多为血瘀所致。症见经血淋漓,8～10余日方净,量少或量多,血色紫黯有块,小腹疼痛拒按,舌质紫黯或有瘀斑、瘀点。

2. **脉细数**　多为虚热所致。症见月经持续8～10余日,量少色红质稠,咽干口燥,或有颧红潮热,或见五心烦热,舌质红而少津、苔少或无。

3. **脉缓弱**　多为气虚所致。症见经行过期不止,量多、色淡、质稀,倦怠乏力,气短懒言,小腹空坠,面白无华,舌质淡、苔薄。

六、崩漏

崩漏是指经血非时而至,或暴下不止,或淋漓不尽;前者称崩,后者称漏下。两者常交替出现且病因病机相同,故统称崩漏。

该病证相当于西医学生殖内分泌失调引起的无排卵型功能失调性子宫出血。其主要病机为冲任二脉损伤,不能制约经血,子宫藏泄失常。多因脾虚、肾虚、血热、血瘀所致。其临床表现为月经周期紊乱,经期长短不一,经量多少不等,常见无规律和较长时间的阴道出血,多无下腹部疼痛症状。发病前可停经数周或数月以上;发病时可有类似正常月经的周期性出血;或呈淋漓状、点滴出血,不易自止,劳累后加剧;或出血量过多,因大出血而致四肢厥逆,脉搏微弱欲绝等气血俱脱之危候。其脉象表现多为细弱或沉细无力、细数、滑数或洪数、涩等。崩漏的脉象辨析如下。

1. **脉细弱**　多为脾虚所致。症见经来全无定期,量多如崩,或淋漓不断,血色淡而质稀,神疲乏力、气短面白,四肢不温,纳呆少食,舌质淡、舌体胖、苔薄白。

2. **脉细数**　多为肾阴虚所致。症见经血非时而下,量多或淋漓不断,经色鲜红,血质稍稠,头晕耳鸣,腰膝酸软,五心烦热,舌质红、苔少。

3. **脉沉细**　多为肾阳虚所致。症见经行无期,经量多或淋漓不断,血色淡、质稀薄,面色晦暗,畏寒肢冷,腰膝酸软,小便清长,大便稀溏,舌质淡黯、苔薄白。

4. **脉洪数或滑数**　多为血热所致。症见经血非时突然大下,或淋漓日久难止,血色深红,质黏稠,口渴烦热,大便秘结,小便色黄,舌质红、苔黄。

5. **脉涩**　多为血瘀所致。症见经血非时而下,量时多时少,时出时止,或淋漓不尽,血色紫黯有块,少腹疼痛拒按,舌质紫黯、苔薄白。

七、闭经

女人年逾 16 周岁,月经尚未来潮;或已行经又中断 6 个月以上,称为闭经。前者称"原发性闭经",后者称"继发性闭经"。

西医学所指的原发性闭经,主要见于子宫、卵巢的先天异常或无子宫等。继发性闭经主要见于多囊卵巢综合征、阿谢曼综合征、席汉综合征、闭经-溢乳综合征、卵巢早衰、生殖道结核,以及精神心理因素引起的中枢神经及丘脑下部功能失常。其病机不外虚、实两种。虚者可因禀赋素弱,或多产房劳,以致肝肾不足;或饮食劳倦损伤脾胃,化源少,营血亏,以致气血虚弱;或素体阴亏,或久病,或失血伤阴,阴虚内热,虚火灼津,以致阴虚血燥,均可导致冲任亏损,精血不足,血海空虚,无血可下。实者多由情志不畅,气滞血瘀;或外感、内伤寒凉,寒凝血瘀;或肥胖之人,多痰多湿,或脾虚失运,湿聚成痰等,均可导致邪气阻隔,冲任不通,经血不得下行。临床表现为月经停闭 6 个月以上,或超过 16 周岁月经尚未来潮,可伴有腰酸腿软,或头晕心悸,或五心烦热,或腹痛拒按等。其脉象表现多为沉弦细、细而无力、细数、沉弦或弦涩、沉滑等。闭经的脉象辨析如下。

1. **脉沉弦细**　多为肝肾亏虚所致。症见年逾 16 岁而尚未行经,或月经周期延后,经量过少,渐至经闭。兼见形体瘦弱,面色憔悴,肌肤不荣,头晕耳鸣,腰膝酸软,阴中干涩,阴毛、腋毛稀疏脱落,舌质淡红、少苔。

2. **脉细而无力** 多为气血亏虚所致。症见月经周期延迟,经血量少,色淡质稀,终至经闭不行,且兼见面色萎黄,神疲肢倦,头晕目眩,心悸气短,舌质淡、苔薄白。

3. **脉细数** 多为阴虚血燥所致。症见月经延后,量少、色红、质黏稠,渐至停闭不行,五心烦热,两颧发红,口唇干燥,骨蒸劳热,盗汗不止,干咳少痰或痰中带血,舌质红、少苔。

4. **脉沉弦或弦涩** 多为气滞血瘀所致。症见月经数月不行,少腹胀痛拒按,胸胁乳房胀痛,精神抑郁,烦躁易怒,舌质紫黯,有瘀点、瘀斑。

5. **脉沉滑** 多为痰湿阻滞所致。症见月经稀发,色淡量少,渐至闭经,形体肥胖,胸胁满闷,呕恶多痰,神疲倦怠,纳食减少,大便溏薄,带下量多,舌质淡白、舌体胖大,苔白腻。

八、痛经

凡在经期和经行前后,出现周期性小腹疼痛,或痛引腰骶,甚至剧痛晕厥的,称为痛经。

该病证相当于西医学的痛经。西医学将痛经分为原发性痛经和继发性痛经两类,前者又称功能性痛经,系指生殖器官无明显器质性病变者,多见于青少年女性;后者则多继发于生殖器官某些器质性病变,如盆腔子宫内膜异位症、慢性盆腔炎、子宫腺肌病、妇科肿瘤、宫颈口粘连狭窄等。多见于育龄期妇女。本病常有虚实之分,实者多由气滞血瘀,寒湿凝滞,湿热蕴结,以致气血运行不畅,冲任阻滞,不通则痛;虚者多由肝肾亏损,气血虚弱,精亏血少,冲任失养,不荣则痛。其临床表现为以下腹部疼痛伴随月经周期反复发作为特征。疼痛时间多在经期前后 7 日内或经行 1~2 日或整个经期。疼痛程度以影响工作及生活质量为度,痛甚者可致晕厥。疼痛可波及腰骶、肛门、阴道、大腿内侧;并可伴见面色苍白、冷汗淋漓、恶心呕吐,腹泻或乳房胀痛、胸胁胀满、周身倦怠、头晕头痛等症状。膜样痛经者,经血中有大块子宫内膜,排出前腹痛加重,排出后腹痛减轻,其脉象表现多为弦或弦涩有力、沉紧、滑数或濡数、细弱等。痛经的脉象辨析如下。

1. **脉弦或弦涩有力**　多为气滞血瘀所致。症见经前或经期小腹胀痛拒按,经行不畅,色黯有块,块下痛减,胸胁、乳房胀痛,舌质紫黯,或有瘀点、瘀斑。

2. **脉沉紧**　多为寒湿凝滞所致。症见经前或经期小腹冷痛或绞痛,得热痛减,经行量少,色黯有块,畏寒肢冷,面色青白,带下量多,舌质黯、苔白或白滑。

3. **脉滑数或濡数**　多为湿热蕴结所致。症见经前或经期小腹胀痛拒按,痛连腰骶,经行量多或经期延长,经色紫红,质稠有块,平素带下量多,黄稠臭秽,小便黄赤,舌质红、苔黄腻。

4. **脉细弱**　多为肝肾亏损所致。症见经期或经后小腹隐痛,喜按喜揉,行经量少,血色黯淡、质稀,头晕目眩,耳鸣耳聋,或有潮热时作,腰骶酸痛,舌质淡、苔薄白或薄黄。

5. **脉细弱**　多为气血虚弱所致。症见经期或经后,小腹隐痛,喜按喜揉,或小腹及阴部空坠痛,月经量少,色淡、质稀,神疲乏力,头晕心悸,失眠多梦,面色无华,舌质淡、苔薄。

九、带下病

妇女带下量增多,色、质、气味发生异常,或伴见局部、全身症状的,称为带下病。

该病证相当于西医学的多种生殖系统炎症及肿瘤导致道分泌物的异常,如各种阴道炎、宫颈炎、盆腔炎及妇科肿瘤等。其主要病因是湿邪为患,伤及任、带二脉,使任脉不固,带脉失约而致。临床表现为带下量多,色白或黄,或黄绿如脓,或浑浊似米泔水,或赤白相间,或杂色带;其质稀薄,或呈黏稠状,或呈泡沫状,或如豆渣样;其气无味,或腥臭,或秽臭难闻,可伴见外阴瘙痒,阴部灼热疼痛等;或兼见尿频、尿痛、小腹痛、腰骶部痛等局部或全身症状。其脉象表现多为缓弱、沉弱、细数、滑数等。带下病象辨析如下。

【脉象辨析】

1. **脉缓弱**　多为脾虚湿困所致。症见带下量多，色白或淡黄，质稀薄，或如涕如唾，无气味，面白无华，四肢不温，腹胀不适，食少纳呆，大便溏薄，四肢困倦，或肢体水肿，舌质淡、舌体胖、苔白腻。

2. **脉沉弱，两尺尤甚**　多为肾阳虚所致。症见带下量多，清冷如水，绵绵不断，腰膝酸软冷痛，形寒肢冷，小腹冷感，面色晦暗，小便清长，或夜尿增多，大便溏薄，舌质淡、苔白润。

3. **脉细数**　多为阴虚夹湿所致。症见带下量或多或少，色黄或赤白相兼，其质黏稠，有臭气，阴部干涩不适，有灼热或瘙痒感，腰膝酸软，头晕耳鸣，五心烦热，咽干口燥，不寐多梦，或面部烘热，舌质红、少苔或黄腻。

4. **脉滑数**　多为湿热下注所致。症见带下量多，色黄或呈脓性，其质黏稠，有臭味，或带下色白质黏，如豆渣状，外阴瘙痒，小腹作痛，脘闷纳呆，口苦口腻，小便短赤，舌质红、苔黄腻。

5. **脉滑数**　多为热毒蕴结所致。症见带下量多，黄绿如脓，或赤白相兼，或五色杂下，其质黏稠，质臭秽，小腹疼痛拒按，腰骶酸痛，口苦咽干，大便干结，小便短赤，舌质红、苔黄或黄腻。

十、妊娠恶阻

妊娠早期，反复出现严重恶心呕吐，头晕畏食，甚则食入即吐的，称为妊娠恶阻。

该病证相当于西医学的妊娠剧吐。其发病根本是素体胃虚，发病诱因是孕后血聚胞宫以养胎，冲脉气盛，冲气上逆犯胃所致。临床表现为妊娠早期频繁呕吐或食入即吐，甚则呕吐苦水或夹血丝，精神萎靡不振，身体消瘦无力，目眶下陷，严重者可出现血压降低，体温升高，黄疸，少尿，嗜睡或昏迷等危重症状。其脉象表现多为缓滑无力、弦滑、滑、细而滑数等。妊娠恶阻的脉象辨析如下。

1. **脉缓滑无力**　多为脾胃虚弱所致。症见妊娠早期,恶心呕吐清水、清涎或饮入食物,甚或食入即吐,神疲思睡,食欲缺乏,大便溏薄,舌质淡,苔白润。

2. **脉弦滑**　多为肝胃不和所致。症见妊娠早期,呕吐酸水或苦水,胸胁胀痛,嗳气叹息,心烦口苦,舌质红、苔黄。

3. **脉滑**　多为痰湿阻滞所致。症见妊娠早期,呕吐痰涎,胸脘满闷,口中淡腻,不思饮食,舌质淡、苔白腻。

4. **脉细滑数**　多为气阴两亏所致。症见妊娠早期,呕吐剧烈,甚至呕吐咖啡色或血性分泌物,精神萎靡,身体消瘦无力,目眶下陷,发热口渴,唇舌干燥,小便减少,大便秘结,舌质红而无津、苔薄黄而干或花剥苔。

十一、妊娠腹痛

妊娠期间,小腹疼痛,反复发作,而无阴道出血的,称为妊娠腹痛。

该病证属西医学先兆流产的症状之一。其主要病机为胞脉阻滞,气血运行不畅,不通则痛;或胞脉失养,不荣而痛。临床表现为妊娠后小腹疼痛,或少腹疼痛。其疼痛程度不重,绵绵作痛,或冷痛,或胀痛,可伴见胸胁胀痛。其脉象表现多为细滑、沉弱、弦滑等。妊娠腹痛的脉象辨析如下。

1. **脉细滑**　多为血虚所致。症见妊娠期间小腹绵绵作痛,按之痛减,头晕目眩,心悸怔忡,失眠多梦,面色萎黄,舌质淡,苔薄白。

2. **脉沉弱**　多为虚寒所致。症见孕后小腹冷痛,喜温喜按,得热痛减,形寒肢冷,面白无华,食欲缺乏,大便溏薄,身倦乏力,舌质淡、苔薄白。

3. **脉弦滑**　多为气滞所致。症见妊娠期间,小腹胀痛,胸胁

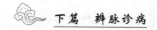

胀满,心烦易怒,嗳气叹息,舌质红,苔薄黄。

十二、产后血晕

产妇分娩后突然头晕眼花,不能起坐,或心胸满闷,恶心呕吐,或痰涌气急,甚则神昏口噤,不省人事的,称为产后血晕。

该病证类似于西医学的产后失血性休克、羊水栓塞等病症。其病机不外虚、实两端。虚者,多由阴血暴亡,心神失养而发作;实者,多因瘀血停滞,气逆攻心所致。其临床表现以产后数小时内,突然头晕目眩,不能起坐,或晕厥,不省人事为主要特点。并同时伴见面色苍白,手撒肢冷,冷汗淋漓,或心下满闷,恶心呕吐,痰涌气急,或面色青紫,唇舌紫黯。脉象表现多为微欲绝或浮大而虚、涩而有力等。产后血晕的脉象辨析如下。

1. 脉微欲绝或浮大而虚　多为血虚气脱所致。症见产时或产后失血过多,突然晕眩,心悸不安,烦闷不适,甚则昏不知人,面色苍白,眼闭口开,手撒肢凉,冷汗淋漓,舌质淡、无苔。

2. 脉涩有力　多为血瘀气逆所致。症见产妇分娩之后,恶露不下或量少,小腹疼痛拒按,甚则心下满闷,气粗喘促,恶心呕吐,神昏口噤,不省人事,两手握拳,牙关紧闭,面色青紫,唇舌紫黯。

十三、产后缺乳

产妇在哺育期内,乳汁甚少或全无的,称为缺乳。

该病证相当于西医学的产后缺乳。常有产妇体质素来虚弱;或产时、产后出血过多;或产后脾胃功能不足,食欲缺乏;或产后情志不畅等病史。其主要病机是气血化源不足或肝郁气滞,乳汁运行受阻。临床表现为哺育期中,乳汁量少,甚或全无,不能满足婴儿需要。其脉象表现多为细弱、弦或弦数等。产后缺乳的脉象辨析如下。

1. 脉细弱　多为气血虚弱所致。症见产后乳少,甚或全无,乳汁清稀,乳房柔软而无胀感,面白无华,神疲体倦,食滞纳呆,舌质淡,苔薄白。

2. 脉弦或弦数　多为肝气郁滞所致。症见产后乳汁排出不畅,乳汁浓稠,乳房胀硬或疼痛,胸胁胀闷,食欲缺乏,或身有微热,舌质正常或黯红、苔薄黄。

十四、不孕症

生育期妇女,婚后夫妇同居 2 年,配偶生殖功能正常,未避孕而未怀孕者,或曾受孕过,而 2 年未再怀孕者,称为不孕症。

该病证相当于西医学的卵巢功能障碍性不孕、输卵管性不孕、免疫性不孕、子内膜异位症性不孕及原因不明性不孕等。其病机有虚、实两类。虚者因冲任、胞宫失于濡养与温煦,难以成孕;实者多因肝郁、痰湿和瘀血,胞脉受阻,不能摄精受孕。临床表现为久不怀孕,可伴见月经不调,或周期不定,或量色异常;也可伴见下腹部疼痛,腰骶部疼痛,白带异常;也可伴见明显不适。其脉象表现多为沉细或沉迟、沉细或细数、弦、滑、细弦等。不孕症的脉象辨析如下。

1. 脉沉细或沉迟　多为肾阳虚所致。症见婚久不孕,月经延后,量少色淡,或闭经,白带量多,质清稀,面色晦暗,腰膝酸痛,性欲淡漠,畏寒肢冷,小便清长,大便不实,舌质淡、苔白。

2. 脉沉细或细数　多为肾阴虚所致。症见婚久未孕,月经提前,经量较少,色红,无血块,形体消瘦,头昏目眩,耳聋耳鸣,五心烦热,不寐多梦,腰腿酸软,舌质偏红、少苔。

3. 脉弦　多为肝郁所致。症见多年不孕,经期先后不定,量或多或少,经色黯淡,有小血块,经前经期乳房、小腹胀痛,精神抑郁,喜善叹息,或烦躁易怒,舌质正常或黯红、苔薄白。

4. 脉滑　多为痰湿所致。症见婚久不孕,形体肥胖,经行后期,量少,甚或闭经,带下量多,其质黏稠,面白无华,头晕头昏、心悸不安,胸闷泛恶,舌质淡、苔白腻。

5. 脉细弦　多为血瘀所致。症见婚久不孕,月经后期,量少,色紫黯,有血块,或痛经,块下痛减,平素可有少腹作痛、拒按,舌质紫黯或舌边有瘀点、瘀斑。

十五、癥瘕

妇女下腹部胞中有结块,伴有或痛或胀或满,甚或出血的,称为癥瘕。

该病证相当于西医学的子宫肌瘤、卵巢囊肿、盆腔炎性包块、陈旧性宫外妊娠及子宫内膜异位症结节包块等。其主要病机是气血去运行不畅,久而结成癥瘕。气血运行不畅的原因主要有气滞、血瘀、痰湿或湿热等。其临床表现以包块为主要症状,由于包块的大小、性质、部位的不同而有各种不同的症状,可出现月经过多过少、腹部胀满或疼痛、闭经、血崩、漏下不止、带下增多、堕胎、小产、不孕等。其脉象表现多为沉弦、沉涩、沉滑或弦滑、弦滑而数等。癥瘕的脉象辨析如下。

1. 脉沉弦　多为气滞所致。症见小腹部有包块,积块不坚,推之可移,时聚时散,痛无定处,小腹胀满,胸闷不舒,精神抑郁,月经不调,舌质黯红,苔薄润。

2. 脉沉涩　多为血瘀所致。症见小腹部有包块,积块坚硬,固定不移,疼痛拒按,面色晦暗,肌肤乏润,口干而不欲饮,月经量多,色黯,夹有血块,甚则崩中漏下,或月经延后,量少,重则闭经,舌质紫黯,或舌边有瘀点、瘀斑。

3. 脉沉滑或弦滑　多为痰湿所致。症见小腹部包块,按之坚,或如囊肿,固定不移,时或作痛,带下量多、色白、质黏稠,形体肥胖,胸脘痞闷,泛恶欲吐,经期延后,甚则闭而不行,舌质淡、舌体胖、苔白腻。

4. 脉弦滑数　多为湿热所致。症见小腹包块,带多色黄、臭秽无比,少腹及腰骶部疼痛而胀,经期加重,小便短少、色黄,可伴见经期延长或月经过多,舌质红、苔黄腻。

第十三章

儿科病证

一、麻疹

麻疹是由感受麻毒时邪引起的急性出疹性时行疾病。临床以发热,咳嗽,流涕,目赤,胞肿,眼泪汪汪,口腔黏膜出现麻疹黏膜斑,周身布发红色斑丘疹为主要特征。

该病证相当于西医学的麻疹。发病多在冬、春两季,常见于易感儿童,当地有本病发生或流行,近期麻疹接触史。典型的麻疹临床分为3期。①初热期:3~4日,有发热、咳嗽、流涕等类似伤风感冒的症状。有目赤胞肿,畏光流泪等眼部局部症状。口腔黏膜出现麻疹黏膜斑。②出疹期:3~4日,发热加重,按顺序透疹,先由耳后发际开始,渐及额、面、颈,自上而至躯干、四肢,最后达于手掌和足底部,疹色红润,逐渐加深,后转为暗红。疹点高出皮面,状如麻粒,麻疹黏膜斑常于皮疹出现后1~2日后消失。③恢复期:3~4日,发热和全身症状迅速减轻,皮疹按疹的顺序先后消退,疹退后有糠麸细小脱屑和色素沉着。其脉象表现,顺证多为浮数、数、细数等;逆证多为数脉。

(一)顺证

顺证的脉象辨析如下。

1. 脉浮数　多为邪犯肺卫(初热期)所致。症见发热,微恶风寒,鼻塞流涕,喷嚏,咳嗽、目赤胞肿,饮食缺乏,或大便稀溏。发热第二、第三日口腔两颊黏膜红赤,出现麻疹黏膜斑(其斑微小灰白周围绕以红晕,开始仅见贴于臼齿处颊黏膜,一日内很快增多,可累及整个颊黏膜并蔓延至唇黏膜,在皮疹出现后逐渐消失),舌质淡、薄白或微黄,指纹浮紫。

2. 脉数 多为肺胃热炽(见形期)所致。症见持续发热,起伏如潮,阵阵微汗,每潮 1 次,疹随外出,烦躁或嗜睡,口渴引饮,咳嗽加剧,目赤眵多。疹点先见于耳后、发际处,渐及额、面、颈部,继而躯干、四肢,最后手掌、足底部见疹,即疹子出齐。疹点初起稀疏,逐渐稠密,颜色先红后变暗红,突出皮面,触之碍手,压之褪色,小便短赤,大便多稀溏,舌质红、苔黄,指纹紫滞。

3. 脉细数 多为肺胃阴伤(恢复期)所致。症见发热渐退,咳嗽减轻,胃纳增加,精神转佳,疹点按出疹顺序逐渐回收,皮肤出现麸样脱屑,并有棕褐色素沉着,口干而少津,舌质红、少苔。

(二)逆证

逆证的脉象辨析如下。

1. 脉数 多为麻毒闭肺所致。症见高热不退,咳嗽气促,喉中痰鸣:鼻翼翕动,甚则摇肩撷肚、面唇青紫,烦躁不安,疹出不畅,疹稠紫暗,舌质红、苔黄,指纹紫滞。

2. 脉数 亦多为麻毒攻喉所致。症见身热不退,咽喉肿痛,咳如犬吠,声音嘶哑,喉间痰鸣,甚则吸气困难、胸高胁陷、烦躁不安、面唇青紫,疹点稠密紫黯,舌质红、苔黄,指纹紫滞。

3. 脉数 又多为毒陷心肝所致。症见高热不退,烦躁谵语,神昏抽搐,喉间痰鸣,疹点密集紫黯,舌质红绛、苔黄糙,指纹紫滞。

二、水痘

水痘是由感受时行邪毒引起的急性出疹性时行疾病。临床表现以发热,皮肤及黏膜分批出现斑丘疹、疱疹、结痂为主要特征。

该病证相当于西医学的水痘。多在冬、春季节发生,常见于易感儿童,起病 2～3 周前有水痘接触史,初起发热,流涕,咳嗽,不思饮食等症状,发热大多不高。发热1~2日,头面、发际及全身他处出现红色丘疹,以躯干较多,四肢部位较少。皮疹初为红色斑丘疹,很快变为疱疹,椭圆形,大小不一,内含透明浆液,周围红晕,壁薄易破,有瘙痒感,继而干燥结痂,然后痂盖脱落,不遗留瘢痕,起病后皮疹分批出现,此起彼落,参差不齐,同一时期,斑丘疹、疱疹、结痂常同时存在。皮疹呈向心性分布,主要位于躯干,其次为头面部,四肢远端较少。口腔、咽喉、眼结膜、外阴黏膜亦可见疱疹,且疱疹易破,形成溃疡。其脉象表现多为浮数、洪数有力等。水痘的脉象辨析如下。

1. 脉浮数 多为邪郁肺卫所致。症见轻度发热,鼻塞流涕,喷嚏、咳嗽,痘疹稀疏,疹色红润,疱浆清亮,根脚红晕显著,舌质淡、苔薄白腻,指纹浮紫。

2. 脉洪数有力 多为气营两燔所致。症见壮热不解,烦躁不安,口渴欲饮,面红唇赤,痘疹稠密,颜色紫黯,疱浆浑浊,根脚红晕显著,大便干结,小便黄赤,舌质红绛、苔黄厚,指纹紫滞。

三、痄腮

痄腮是由感受风温时毒引起的急性时行疾病。临床表现以发热,耳下腮部漫肿疼痛为主要特征。

该病证相当于西医学的流行性腮腺炎。该病多发于冬、春季节,常为易感患儿近期有接触史或当地有本病发生或流行。初起常有发热、头痛、咽痛等,待1~2日后,热度增高,耳下腮部肿胀,通常先见于一侧,继而波及至另一侧,也有两侧同时肿大或始终限于一侧者。腮部以耳垂为中心的漫肿,边缘不清楚,表皮不红,触之微热并有轻压痛及弹性感。肿胀部位疼痛,咀嚼时疼痛加重。腮腺管口红肿,挤压腮体时无脓液溢出。腮腺肿大3~4日达高峰,热度最高,以后逐渐消退,若无并发症,整个病程1~2周。其脉象表现:常证多为浮数、洪数;变证多为弦数等。

(一)常证

常证的脉象辨析如下。

1. **脉浮数** 多为瘟毒在表所致。症见发热,微恶风寒,或头痛、咽痛一侧或两侧耳下腮部温肿疼痛,张口不利,咀嚼不便,舌质红、苔薄白或薄黄。

2. **脉洪数** 多为热毒蕴结所致。症见高热不退,烦躁口渴,咽红肿痛,或头痛、呕吐,两侧腮部显著肿胀疼痛,坚硬拒按,张口、咀嚼困难,舌质红、苔黄。

(二)变证

变证的脉象辨析如下。

1. **弦数** 多为邪窜睾腹所致。症见腮肿渐消,发热未退,一侧或两侧睾丸肿痛,或见少腹疼痛,舌质红、苔黄。

2. **弦数** 多为邪陷心肝所致。症见在腮肿的同时,高热不退,烦躁不安,头痛项强,呕吐不断,嗜睡神昏,四肢抽搐,舌质红、苔黄。

四、顿咳

顿咳是由感受时行邪毒引起的急性时行疾病。临床表现以阵发性痉挛性咳嗽,咳后伴有特殊的鸡鸣样吸气性吼声为主要特征。

该病证相当于西医学的百日咳。多发于冬、春季节,常见于易感儿童近期有接触史,或当地有本病发生或流行。临床表现可分为3期。①初咳期:从起病至发生痉咳,1～2周。类似于感冒咳嗽,待2～3日后,其他症状逐渐消失,咳嗽日渐加重,趋向阵发,并日轻夜重。②痉咳期:2～6周,阵发性痉挛性咳嗽为本期的特点。痉咳为一连串不间断的短咳,咳十几声或几十声后,深长吸气时发出鸡鸣样吼声,然后发生下一次痉咳,如此反复发作多次,直至吐出痰液为止。轻者每日数次,重者每日数十次,以夜间为甚。间歇期无特殊表现。患儿仍可嬉戏。痉咳日久,可见面目水肿、眼睛出血、咯血、衄血、舌下生疮、二便失禁等症状。咳嗽虽重，无并发症者肺部无明显阳性体征。年幼体弱的患儿，常无典型痉咳，缺乏鸡鸣样吼声，表现为阵发性憋气、青紫甚则窒息、惊厥。③恢复期：2～3周。阵发性痉咳减轻，次数减少，鸡鸣样吸气性吼声消失，渐至正常。其脉象表现多为浮而有力、滑数、细弱或细数等。顿咳的脉象辨析如下。

1. **脉浮而有力**　多为邪犯肺卫所致。症见咳嗽，喷嚏，流涕清或浊，或有咽红，发热，待2～3日后，咳嗽逐渐加重，日轻夜重，痰液稀白或稠黄，舌质红、苔薄白或薄黄，指纹浮红或浮紫。

2. **脉滑数**　多为痰火阻肺所致。症见阵发性痉咳，伴吸气性鸡鸣样吼声，吐出痰涎及食物而止，入夜尤甚，痰液黏稠，可伴呕吐、胁痛、舌下生疮、眼睛出血、咯血、衄血、二便失禁等，舌质红，苔薄黄或黄腻，指纹紫滞。

3. **脉细弱或细数**　多为气阴耗伤所致。症见痉咳缓解，鸡鸣样吼声消失，或见咳声无力，痰白清稀，神倦乏力，气短懒言，纳呆食滞，自汗或盗汗，大便不实，舌质淡、苔薄白。

五、惊风

惊风是小儿时期常见的一种以抽搐伴神昏为特征的证候，又称"惊厥"，俗称"抽风"。

该病证相当于西医学的小儿惊厥。该病任何季节都会发生，一般以1～5岁的小儿最为多见，年龄越小，发病率越高。其临床表现可归纳为"八候"，即搐、搦、颤、掣、反、引、窜、视。根据惊风的病性不同，一般将惊风分为急惊风与慢惊风两大类。

(一)急惊风

急惊风来势急骤，多以高热伴抽风为临床特征。其原因以感受风邪温热疫疠为主。临床表现为发热，呕吐，烦躁，摇头弄舌，时发惊啼，或昏迷嗜睡等先兆症状，但为时短暂，或不易察觉。发病时常有身体壮热，痰涎壅盛，四肢拘急，筋脉牵掣，项背强直，目睛上视,牙关紧急,唇口焦干,抽搐昏迷,常痰、热、惊、风四证并见。其脉象表现多为浮数、数、滑数、脉乱不齐等。急惊风的脉象辨析如下。

1. 脉浮数　多为感受风邪所致。症见发热、咳嗽、流涕、咽赤、烦躁、惊惕、痉厥,舌质红、苔薄黄,指纹青紫,显于风关。

2. 脉数　多为温邪内闭所致。症见高热不退,烦躁口渴,突然肢体抽搐,两目上蹿,神志昏迷,面色发青,甚则肢冷脉伏,舌质红、苔黄腻。

3. 脉数　多为气营两燔所致。症见病来急骤,高热,抽风,昏迷不醒,颈项强直,剧烈头痛,狂躁不安,皮肤发疹、发斑,或见深度昏迷,壮热无汗,呼吸不利,喉间痰多,二便俱闭,舌质红、苔薄黄。

4. 脉滑数　多为湿热疫毒所致。症见高热持续,频繁抽筋,神志昏迷,谵妄烦躁,腹痛拒按,呕吐不止,大便黏腻或夹有脓血,舌质红、苔黄腻。

5. 脉乱不齐　多为暴受惊恐所致。症见发病较急,暴受惊恐后突然抽筋,神志不清,惊惕不安,面色乍青、乍赤、乍白,四肢厥冷,舌质淡、苔薄白。

(二)慢惊风

慢惊风多由大病、久病而致。有呕吐、腹泻、急惊风、解颅、佝偻病等病史。多起病缓慢,病程较长,临床表现为面色苍白,嗜睡无神,意识蒙眬,抽搐无力,时作时止,或两手颤动,肢体拘挛。其脉象表现多为沉弱、沉微、细而弦数等。慢惊风的脉象辨析如下。

1. 脉沉弱　多为脾虚肝亢所致。症见形神疲惫,面色萎黄,嗜睡露睛,四肢欠温,阵阵抽搐,大便清稀水样或带绿色,时有腹鸣,舌质淡、苔白腻。

2. 脉沉微　多为脾肾阳虚所致。症见精神萎弱,面白无华,额汗津津,四肢逆冷,嗜睡昏沉,手足蠕动,大便澄清,舌质淡、苔白。

3. *脉细弦数*　多为阴虚风动所致。症见身热,消瘦,手足心热,肢体拘挛或强直,时或抽搐,虚烦疲惫,大便干结,舌质绛而少津、苔光剥。

4. *脉沉弱*　多为肾精亏损所致。症见由解颅、佝偻病等病导致,伴见肢体抽搐,斜视凝视,一时性失言、失聪或局部颤动,抽搐过后,恢复正常,舌质淡、舌体嫩。

六、畏食

畏食,又称为厌食,是指小儿较长时期见食不贪,食欲缺乏,甚至拒食的一种病证。以 1－6 岁的儿童多见,其发病原因主要由于饮食喂养不当,导致脾胃不和,受纳运化失健。患儿一般除食欲缺乏外,其他情况良好。但若长期不愈,可日渐消瘦而形成疳证。其脉象表现多为滑、缓而无力、细数等。畏食的脉象辨析如下。

1. *脉滑*　多为脾胃不和所致。症见食欲缺乏,甚则厌恶进食,多食或强迫进食可见脘腹饱胀,形体略瘦,面色欠华,精神良好,舌质红、苔薄白或白腻,指纹红紫。

2. *脉缓无力*　多为脾胃气虚所致。症见食少纳呆,懒言乏力,面色萎黄,大便不实,夹有不消化食物残渣,舌质淡、苔薄白。

3. *脉细数*　多为脾胃阴虚所致。症见食欲缺乏,少食纳呆,口舌干燥,喜食冷饮,面色萎黄而无光泽,皮肤干燥,便秘或大便干结,小便黄赤,舌红而少津、苔少或花剥。

七、积滞

积滞是由于乳食喂养不当,乳食停聚于脘部,积而不化,气滞不行而形成的一种脾胃病证。临床表现以不思乳食,脘腹胀满,嗳腐吞酸,甚至吐泻酸臭乳食或便秘为主要特征。可伴见烦躁不安,夜间哭啼,小便色如米泔水或黄浊等症状。

该病证相当于西医学的消化功能紊乱。其脉象表现多为弦滑、细而滑等。积滞的脉象辨析如下。

1. **脉弦滑** 多为乳食内积所致。症见伤乳者呕吐乳片,口中有乳酸味,不欲吮乳,腹满胀痛,大便酸臭,或便秘,伤食者则呕吐酸馊食物残渣,腹部胀痛拒按,烦躁哭叫,食欲缺乏或拒食,小便短少色黄或黄浊,或可伴见发热,舌质红、苔腻,指纹紫滞。

2. **脉细而滑** 多为脾胃虚弱所致。症见面色萎黄,形体消瘦,体倦乏力,夜寐不安,不思乳食,腹满而喜伏卧,大便稀溏,唇舌淡红、苔白腻,指纹淡红。

八、疳证

疳证是由于喂养不当,或其他疾病的影响,致使脾胃功能受损,气液耗伤而逐渐形成的一种慢性病证。临床表现以形体消瘦,饮食异常,面黄发枯,精神萎靡或烦躁不安为特征。

该病证相当于西医学的营养不良。以 5 岁以下小儿多见,体重低于正常值 15％～40％,面色不华,毛发稀疏枯黄。严重者,形体干枯消瘦,体重可低于正常值 40％以上。饮食异常,大便干稀不调,或有肚腹膨胀等明显脾胃功能失调的表现。并兼见精神不振,或好发脾气,烦躁易怒,或喜揉眉擦眼,或吮指磨牙等见症。其脉象表现多为细、细数、沉细等。疳证的脉象辨析如下。

1. **脉细** 多为疳气所致。症见形体消瘦,面色萎黄少华,毛发稀疏,食欲缺乏或消谷善饥,精神欠佳,易发脾气,大便或溏或秘,舌质淡、苔薄白或微黄。

2. **脉细数** 多为疳积所致。症见形体消瘦明显,肚腹膨胀,甚则青筋暴露,面色萎黄无华,毛发稀疏如穗,精神不振或易烦躁激动,睡眠不宁,或伴动作异常,食欲缺乏或多食多便,舌质淡、苔薄腻。

3. **脉沉细** 多为干疳所致。症见极度消瘦,皮肤干瘪起皱,面呈老人貌,大肉尽脱,皮包骨头,精神萎靡不振,目光毫无色彩,啼哭无力声嘶,毛发干枯,腹凹如舟,杳不思食,大便溏薄或清稀,时有低热,口唇干燥,舌质红嫩、少苔。

九、佝偻病

　　佝偻病是指因先天不足或后天调养失当所致,以小儿发育迟缓,骨软变形为主要临床表现的劳病类疾病。

　　该病证相当于西医学的维生素 D 缺乏性佝偻病。该病主要见于婴幼儿,尤其是 2 岁以下的婴幼儿。主要临床表现有烦躁、夜啼、多汗、肌肉松弛、方颅、囟门迟闭、鸡胸、肋外翻、下肢弯曲等。其脉象表现多为细软无力、细弦、细而无力等。佝偻病的脉象辨析如下。

　　1. 脉细软无力　多为肺脾气虚所致。症见形体虚浮,肌肉松弛,面色少华,食滞纳呆,大便不调,多汗,睡眠不宁,囟门开大,头发稀疏而见枕秃,易反复感冒,舌质淡、苔薄白,指纹紫。

　　2. 脉细弦　多为脾虚肝旺所致。症见面色少华,多汗,头发稀疏而枕秃,神情萎靡,食滞纳呆,坐立行走无力,夜惊啼哭,甚至抽搐,舌质淡、苔薄白,指纹紫。

　　3. 脉细无力　多为脾肾亏损所致。症见面色苍白无华,头汗淋漓不断,肢软乏力,神情淡漠呆滞,出牙、坐立、行走皆迟缓,囟门不闭,头方大,鸡胸、龟背,或见漏斗胸、肋外翻,下肢弯曲,舌淡苔白,指纹紫黯。

十、小儿遗尿

　　小儿 5 周岁以后睡中小便自遗、醒后方觉得不随意排尿,称为遗尿。其病因多为下元虚寒、肺脾气虚、肝经湿热,从而导致膀胱失约所致。临床主要表现为睡眠较深,不易唤醒,每夜或隔数日发生尿床,甚则一夜尿床数次。其脉象表现多为沉而无力、沉细无力、弦数等。小儿遗尿的脉象辨析如下。

　　1. 脉沉无力　多为下元虚寒所致。症见睡中遗尿,醒后方觉,每晚尿床 1 次以上,小便清长,神疲乏力,面色苍白,肢凉怕冷,下肢乏力,腰疲腿软,倦卧而睡,舌质较淡、苔薄白。

2.脉沉细无力　多为肺脾气虚所致。症见睡中遗尿,白天尿频,常患感冒,咳嗽屡作,气短自汗,面白少华,四肢乏力,食欲缺乏,大便溏薄,舌质淡、苔薄白。

3.脉弦数　多为肝经湿热所致。症见睡眠时小便自遗,尿黄量少,性情急躁易怒,夜梦纷纭无序,或夜间龂齿,手足心热,面赤唇红,口渴饮水,甚或目睛红赤,舌质红、苔黄。

十一、小儿蛔虫病

蛔虫病是由蛔虫寄生于人体小肠内引起的疾病。是小儿常见的肠道寄生虫病。临床表现以脐周疼痛,时作时止,大便下虫或粪便有蛔卵为特征。

该病证相当于西医学的蛔虫病。本病的发生是由于吞入蛔虫虫卵,在小肠内发育成虫,虫居于肠内,劫取精微,扰乱气机而形成蛔虫证;甚则钻孔、结团,形成蛔厥、虫瘕之重证。其脉象表现多为滑、弦、滑数、弦数等。小儿蛔虫病的脉象辨析如下。

1.脉滑或弦　多为蛔虫证所致。症见轻者偶有绕脐腹痛,食欲缺乏,重者脐腹部疼痛,时作时止,恶心、呕吐,或吐清涎,或吐蛔虫,食欲缺乏,或畏食,或嗜食泥土,茶叶、木炭等异物。精神烦躁,睡眠欠安,爱挖鼻孔、咬衣角等不正常动作,虫积日久,可见面色萎黄,精神萎靡,大便不调,腹胀不适,青筋暴露,四肢瘦弱,形成蛔疳。舌尖红赤、舌面常见花斑、苔薄腻或花剥。

2.脉滑数或弦数　多为蛔厥证所致。症见蛔虫病的一般症状,突然出现腹部剧烈疼痛,以胃脘及右胁下痛为主,时作时止,严重者可持续较久,痛时弯腰屈背,辗转不安,大汗淋出,恶心呕吐,吐出胆汁或蛔虫,或有发热、畏寒,甚至出现黄疸,舌质淡红、苔黄腻。

3.脉滑数或弦数　多为虫瘕证所致。症见有蛔虫病的症状,突然出现阵发性剧烈腹痛、腹胀、频繁呕吐,或吐出蛔虫,大便不通,腹部包块大小不等,部位不定,呈条索状或团状,按之可活动,重者腹部发硬,常有压痛,或伴肠鸣,舌质淡或淡红、苔白或黄腻。

十二、小儿疰夏

小儿疰夏是指小儿形气未充,入夏以后,不能适应外界炎热气候而引起。临床以夏季长期发热、口渴、多尿、无汗或少汗为主要表现的幼儿时行热性病。

西医学称该病为小儿夏季热。本病多见于我国南方地区夏季时节,6个月至2岁的体弱儿童及弱智儿,发病率随气温升高而增加。发热随气温降低或阴凉环境下能自行缓解。其脉象表现多为数、细数无力等。小儿疰夏的脉象辨析如下。

1. 脉数　多为暑伤肺胃所致。症见发热持续不退,热势多于午后升高,或稽留不退,气候愈热发热愈高,口渴引饮,头额较热,皮肤干燥灼热,无汗或少汗,小便频数而清长,精神烦躁,口唇干燥,舌质红、苔薄黄。

2. 脉细数无力　多为上盛下虚所致。症见精神萎靡或虚烦不安,面色苍白,下肢清冷,食欲缺乏,小便清长,频数无度,大便稀溏,身热不退,朝盛暮衰,口渴多饮,舌质淡、苔黄。

参考文献

[1] 范正祥.中国民间传统疗法[M].北京:科学普及出版社,1994.

[2] 王庆国.家庭自诊自疗自养大全[M].石家庄:河北科学技术出版社,1994.

[3] 韩明向,田金洲.现代中医临床辨病治疗学[M].北京:人民卫生出版社,2001.

[4] 周幸来,周举.中西医临床注射疗法[M].北京:人民卫生出版社,2001.

[5] 叶任高,韦芳宁.中医内科证候辨析与应用[M].北京:人民卫生出版社,2003.

[6] 刘建和,李占泉,唐四清,等.中国民间疗法丛书·蔬菜疗法[M].北京:中国中医药出版社,2003.

[7] 谭绍珍,唐海宁,谢翠英,等.特色疗法丛书·素食疗法[M].南宁:广西科学技术出版社,2004.

[8] 肖诏玮,黄秋云.百病中医疗法[M].福州:福建科学技术出版社,2005.

[9] 单兆伟.中医内科临床思路与方法[M].北京:人民卫生出版社,2006.

[10] 周幸来,周举,周绩.常见疑难病中医特色疗法[M].北京:人民卫生出版社,2006.

[11] 杨志忠,陈一鸣.图解中医脉诊入门[M].2版.汕头:汕头大学出版社,2006.

[12] 刘文琴,刘彤宇.花小钱治大病——家庭巧用偏方治百病[M].太原:山西科学技术出版社,2007.

[13] 林政宏.一目了然学中医丛书·脉诊一学就通[M].广州:广东科技出版社,2007.

[14] 谭同来,姚远林,张咏梅.中医诊法与用药系列丛书·中医脉诊与用药[M].太原:山西科学技术出版社,2007.

[15] 杨洪明,杨绍戊.脉理探邃[M].北京:中医古籍出版社,2007.

[16] 朱抗美,余小萍.实用中医临床论治备要——社区及乡村中医师必备

手册[M].上海:上海科学技术出版社,2008.

[17] 傅文录.脉诊趣话.[M].北京:中国医药科技出版社,2008.

[18] 成肇智.中医主症证治新编[M].北京:人民卫生出版社,2008.

[19] 柳红芳,晏军.中医脉诊一点通[M].北京:军事医学科学出版社,2009.

[20] 周幸来,孙冰,周幸秋.手诊手疗与手部保健按摩疗法[M].北京:军事
医学科学出版社,2009.

[21] 周幸来,周举,周绩.中国民间诊病奇术[M].2版.北京:人民军医出版
社,2009.

[22] 周幸来,孙冰.家庭刮痧图解[M].北京:金盾出版社,2009.

[23] 刘文龙,刘兴仁,张保春.中医歌诀白话解丛书·濒湖脉学白话解[M].
4版.北京:人民卫生出版社,2009.

[24] 周幸来,周幸秋,孙冰.电针疗法大全[M].长沙:湖南科学技术出版
社,2010.

[25] 张奇文,朱鸿铭,朱传伟,等.农村中医临床顾问[M].北京:人民卫生出
版社,2010.

附录 A 濒湖脉学

一、七言脉诀

1. 浮（阳）

浮脉，举之有余，按之不足（《脉经》）。如微风吹鸟背上毛，厌厌聂聂（轻泛貌），如循榆荚（《素问》）。如水漂木（崔氏）。如捻葱叶（黎氏）。

浮脉法天，有轻清在上之象，在卦为乾，在时为秋，在人为肺，又谓之毛。太过则中坚旁虚，如循鸡羽，病在外也。不及则气来毛微，病在中也。《脉诀》言：寻之如太过，乃浮兼洪紧之象，非浮脉也。

【体状诗】 浮脉惟从肉上行，如循榆荚似毛轻。三秋得令知无恙，久病逢之却可惊。

【相类诗】 浮如木在水中浮，浮大中空乃是芤。拍拍而浮是洪脉，来时虽盛去悠悠。

浮脉轻平似捻葱，虚来迟大豁然空。浮而柔细方为濡，散似杨花无定踪。

浮而有力为洪，浮而迟大为虚，虚甚为散，浮而无力为芤，浮而柔细为濡。

【主病诗】 浮脉为阳表病居，迟风数热紧寒拘。浮而有力多风热，无力而浮是血虚。

浮脉主表，有力表实，无力表虚，浮迟中风，浮数风热，浮紧风寒，浮缓风湿，浮虚伤暑，浮芤失血，浮洪虚热，浮散劳极。

2. 沉（阴）

沉脉，重手按至筋骨乃得（《脉经》）。如绵裹砂，内刚外柔（杨氏）。如石投水，必极其底。

沉脉法地,有渊泉在下之象,在卦为坎,在时为冬,在人为肾。又谓之石,亦曰营。太过则如弹石,按之益坚,病在外也。不及则气来虚数,去如数者,病在中也。《脉诀》言缓度三关,状如烂绵者,非也。沉有缓数及各部之沉,烂绵乃弱脉,非沉也。

【体状诗】 水行润下脉来沉,筋骨之间软滑匀。女人寸兮男人尺,四时如此号为平。

【相类诗】 沉帮筋骨自调匀,伏则推筋着骨寻。沉细如绵真弱脉,弦长实大是牢形。

【主病诗】 沉潜水蓄阴经病,数热迟寒滑有痰。无力而沉虚与气,沉而有力积并寒。

寸沉痰郁水停胸,关主中寒痛不通。尺部浊遗并泻痢,肾虚腰及下元痾。

沉脉主里,有力里实,无力里虚。沉则为气,又主水蓄,沉迟痼冷,沉数内热,沉滑痰食,沉涩气郁,沉弱寒热,沉缓寒湿,沉紧冷痛,沉牢冷积。

3. 迟(阴)

迟脉,一息三至,去来极慢(《脉经》)。

迟为阳不胜阴,故脉来不及。《脉诀》言:重手乃得,是有沉无浮。一息三至,甚为易见。而曰隐隐、曰状且难,是涩脉矣,其谬可知。

【体状诗】 迟来一息至惟三,阳不胜阴气血寒。但把浮沉分表里,消阴须益火之原。

【相类诗】 脉来三至号为迟,小駚于迟作缓持。迟细而难知是涩,浮而迟大以虚推。

三至为迟,有力为缓,无力为涩,有止为结,迟甚为败,浮大而软为虚。黎氏曰:迟小而实,缓大而慢;迟为阴盛阳衰,缓为卫盛营弱,宜别之。

【主病诗】 迟司脏病或多痰,沉痼癥瘕仔细看。有力而迟为冷痛,迟而无力定虚寒。

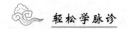

寸迟必是上焦寒,关主中寒痛不堪。尺是肾虚腰脚重,溲便不禁疝牵丸。

迟脉主脏,有力冷痛,无力虚寒。浮迟表寒,沉迟里寒。

4. 数(阳)

数脉,一息六至(《脉经》)。脉流而薄疾(《素问》)。

数为阴不胜阳,故脉来太过。浮、沉、迟、数,脉之纲领。《素问》、《脉经》皆为正脉。《脉诀》立七表、八里,而遗数脉,止谓于心脏,其妄甚矣。

【体状诗】 数脉息间常六至,阴微阳盛必狂烦。浮沉表里分虚实,唯有儿童作吉看。

【相类诗】 数比平人多一至,紧来如索似弹绳。数而时止名为促,数见关中动脉形。

数而弦急为紧,流利为滑,数而有止为促,数甚为疾,数见关中为动。

【主病诗】 数脉为阳热可知,只将君相火来医。实宜凉泻虚温补,肺病秋深却畏之。

寸数咽喉口舌疮,吐红咳嗽肺生疡。当关胃火并肝火,尺属滋阴降火汤。

数脉主腑,有力实火,无力虚火。浮数表热,沉数里热,气口数实肺痈,数虚肺痿。

5. 滑(阳中阴)

滑脉,往来前却,流利展转,替替然如珠之应指(《脉经》)。漉漉如欲脱。

滑为阴气有余,故脉来流利展转。脉者,血之府也。血盛则脉滑,故肾脉宜之;气盛则脉涩,故肺脉宜之。《脉诀》云:按之即伏,三关如珠,不进不退,是不分浮滑、沉滑、尺之滑也,今正之。

【体状相类诗】 滑脉如珠替替然,往来流利却还前。莫替滑数为同类,数脉惟看至数间。

(滑则如珠,数则六至。)

【主病诗】 滑脉为阳元气衰,痰生百病食生灾。上为吐逆下蓄血,女脉调时定有胎。

寸滑膈痰生呕吐,吞酸舌强或咳嗽。当关宿食肝脾热,渴痢癫淋看尺部。

滑主痰饮,浮滑风痰,沉滑实痰,滑数痰火,滑短宿食。《脉诀》言:关滑胃寒,尺滑脐似水,与《脉经》言关滑热,尺滑血蓄,妇人经病之旨相反,其谬如此。

6. 涩(阴)

涩脉,细而迟,往来难,短且散,或一止复来(《脉经》)。参伍不调《素问》。如轻刀刮竹《脉诀》。如雨沾沙《通真子》。如病蚕食叶。

涩为阳气有余,气盛则血少,故脉来塞滞,而肺宜之。《脉诀》言:指下寻之似有,举之全无。与《脉经》所云,绝不相干。

【体状诗】 细迟短涩往来难,散止依稀应指间。如雨沾沙容易散,病蚕食叶慢而艰。

【相类诗】 参伍不调名曰涩,轻刀刮竹短而难。微似秒芒微软甚,浮沉不别有无间。

【主病诗】 涩缘血少或伤精,反胃亡阳汗雨淋。寒湿入营为血痹,女人非孕即无经。

寸涩心虚痛对胸,胃虚胁胀察关中。尺为精血俱伤候,肠结溲淋或下红。

涩主血少精伤之病,女人有孕为胎病,无孕为败血。杜光庭云:涩脉独见尺中,形散同代,为死脉。

7. 虚(阴)

虚脉,迟大而软,按之无力,隐指豁豁然空(《脉经》)。

崔紫虚云:形大力薄,其虚可知。《脉诀》言:寻之不足,举之有余。止言浮脉,不见虚状。杨仁斋言:状似柳絮,散漫而迟。滑氏言:散大而软,皆是散脉,非虚也。

【体状相类诗】 举之迟大按之松,脉状无涯类谷空。莫把芤

185

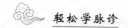

虚为一例，芤来浮大似慈葱。

虚脉浮大而迟，按之无力。芤脉浮大，按之中空，芤为脱血。虚为血虚，浮散二脉见浮脉。

【主病诗】 脉虚身热为伤暑，自汗怔忡惊悸多。发热阴虚须早治，养营益气莫蹉跎。

血不荣心寸口虚，关中腹胀食难舒。骨蒸痿痹伤精血，却在神门两部居。

《经》曰：血虚脉虚。曰：气来虚微为不及，病在内。曰：久病脉虚者死。

8. 实（阳）

实脉，浮沉皆得，脉大而长微弦，应指幅幅然（《脉经》）。

幅幅，坚实貌。《脉诀》言：如绳应指来，乃紧脉，非实脉也。

【体状诗】 浮沉皆得大而长，应指无虚愊愊强。热蕴三焦成壮火，通肠发汗始安康。

【相类诗】 实脉浮沉有力强，紧如弹索转无常。须知牢脉帮筋骨，实大微弦更带长。

【主病诗】 实脉为阳火郁成，发狂谵语吐频频。或为阳毒或伤食，大便不通或气疼。

寸实应知面热风，咽疼舌强气填胸。当关脾热中宫满，尺实腰肠痛不通。

《经》曰：血实脉实。曰：脉实者，水谷为病。曰：气采实强是谓太过。《脉诀》言尺实小便不禁，与《脉经》尺实小腹痛、小便难之说相反。洁古不知其谬，诀为虚寒，药用姜附，愈误矣。

9. 长（阳）

长脉，不大不小，迢迢自若（朱氏）。如循长竿末梢为平；如引绳，如循长竿，为病（《素问》）。

长有三部之长，一部之长，在时为春，在人为肝；心脉长，神强气壮；肾脉长，蒂固根深。《经》曰：长则气治，皆言平脉也。

【体状相类诗】 过于本位脉名长，弦则非然但满张。弦脉与长争较远,良工尺度自能量。

实、牢、弦、紧皆兼长脉。

【主病诗】 长脉迢迢大小匀,反常为病似牵绳。若非阳毒癫痫病,即是阳明热势深。

长主有余之病。

10. 短(阴)

短脉,不及本位(《脉诀》)。应指而回,不能满部(《脉经》)。

戴同父云:短脉只见尺寸,若关中见短,上不通寸,下不通尺,是阴阳绝脉,必死矣。故关不诊短。黎居士云:长短未有定体,诸脉举按之,过于本位者为长,不及本位者为短。长脉属肝宜于春,短脉属肺宜于秋。但诊肝肺,长短自见。短脉两头无,中间有,不及本位,乃气不足以前导其血也。

【体状相类诗】 两头缩缩名为短,涩短迟迟细且难。短涩而浮秋喜见,三春为贼有邪干。

【主病诗】 短脉惟于尺寸寻,短而滑数酒伤神。浮为血涩沉为痞,寸主头疼尺腹疼。

《经》曰:短则气病,短主不及之病。

11. 洪(阳)

洪脉,指下极大(《脉经》)。来盛去衰(《素问》)。来大去长(《通真子》)。

洪脉在卦为离,在时为夏,在人为心。《素问》谓之大,亦曰钩。滑氏曰:来盛去衰,如钩之曲,上而复下。应血脉来去之象,象万物敷布下垂之状。詹炎举言如环珠者,非。《脉诀》云:季夏宜之,秋季、冬季、发汗通阳,俱非洪脉所宜,盖谬也。

【体状诗】 脉来洪盛去还衰,满指滔滔应夏时。若在春秋冬月分,升阳散火寰狐疑。

【相类诗】 洪脉来时拍拍然,去衰来盛似波澜。欲知实脉参差处,举按弦长愊愊坚。

洪而有力为实,实而无力为洪。

【主病诗】 脉洪阳盛血应虚,相火炎炎热病居。胀满胃翻须早治,阴虚泻痢可踌躇。

寸洪心火上焦炎,肺脉洪时金不堪。肝火胃虚关内察,肾虚阴火尺中看。

洪主阳盛阴虚之病,泻痢、失血、久嗽者忌之。《经》曰:形瘦脉大多气者死。曰:脉大则病进。

12. 微(阴)

微脉,极细而软,按之如欲绝,若有若无(《脉经》)。细而稍长(戴氏)。

《素问》谓之小。又曰:气血微则脉微。

【体状相类诗】 微脉轻微瀲瀲乎,按之欲绝有如无。微为阳弱细阴弱,细比于微略较粗。

轻诊即见,重按如欲绝者,微也。往来如线而常有者,细也。仲景曰:脉瀲瀲如羹上肥者,阳气微;萦萦如蚕丝细者,阴气衰;长病得之死,卒病得之生。

【主病诗】 气血微兮脉亦微,恶寒发热汗淋漓。男为劳极诸虚候,女作崩中带下医。

寸微气促或心惊,关脉微时胀满形。尺部见之精血弱,恶寒消瘅痛呻吟。

微主久虚血弱之病,阳微恶寒,阴微发热。《脉诀》云:崩中日久肝阴竭,漏下多时骨髓枯。

13. 紧(阳)

紧脉,来往有力,左右弹人手(《素问》)。如转索无常(仲景)。数如切绳(《脉经》)。如纫箄线(丹溪)。

紧乃热为寒束之脉,故急数如此,要有神气。《素问》谓之急。《脉诀》言:寥寥入尺来。崔氏言:如线,皆非紧状。或以浮紧为弦,沉紧为牢,亦近似耳。

【体状诗】 举如转索切如绳,脉象因之得紧名。总是寒邪来作寇,内为腹痛外身疼。

【相类诗】　见弦、实脉。

【主病诗】　紧为诸痛主于寒,喘咳风痛吐冷痰。浮紧表寒须发越,沉紧温散自然安。

寸紧人迎气口分,当关心腹痛沉沉。尺中有紧为阴冷,定是奔豚与疝疼。

诸紧为寒为痛,人迎紧盛伤于寒,气口紧盛伤于食,尺紧痛居其腹。中恶浮紧,咳嗽沉紧,皆主死。

14. 缓(阴)

缓脉,去来小快于迟(《脉经》)。一息四至(戴氏)。如丝在经,不卷其轴,应指和缓,往来甚匀(张太素)。如初春杨柳舞风之象(杨玄操)。如微风轻飐柳梢(滑伯仁)。

缓脉在卦为坤,在时为四季,在人为脾。阳寸、阴尺,上下同等,浮大而软,无有偏胜者,平脉也。若非其时,即为有病。缓而和匀,不浮、不沉,不疾、不徐,不微、不弱者,即是胃气。故杜光庭云:欲知死期何以取?古贤推定五般土。阳土须知不遇阴,阴土遇阴当细数。详《玉函经》。

【体状诗】　缓脉阿阿四至通,柳梢袅袅飐轻风。欲从脉里求神气,只在从容和缓中。

【相类诗】　见迟脉。

【主病诗】　缓脉营衰卫有余,或风或湿或脾虚:上为项强下痿痹,分别浮沉大小区。

寸缓风邪项背拘,关为风眩胃家虚。神门濡泄或风秘,或是蹒跚足力迂。

浮缓为风,沉缓为湿,缓大风虚,缓细湿痹,缓涩脾薄,缓弱气虚。《脉诀》言:缓主脾热口臭、反胃、齿痛、梦鬼诸病。出自杜撰,与缓无关。

15. 芤(阳中阴)

脉,浮大而软,按之中央空,两边实(《脉经》)。中空外实,状如慈葱。

芤,慈葱也。《素问》无芤名。刘三点云:芤脉何似? 绝类慈葱,指下成窟,有边无中。戴同父云:营行脉中,脉以血为形,芤脉中空,脱血之象也。《脉经》云:三部脉芤,长病得之生,卒病得之死。《脉诀》言:两头有,中间无,是脉断截矣。又言:主淋沥、气入小肠。与失血之候相反,误世不小。

【体状诗】 芤形浮大软如葱,边实须知内已空。火犯阳经血上溢,热侵阴络下流红。

【相类诗】 中空旁实乃为芤,浮大而迟虚脉呼。芤更带弦名曰革,芤为失血革血虚。

【主病诗】 寸芤积血在于胸,关里逢芤肠胃痈。尺部见之多下血,赤淋红痢漏崩中。

16. 弦(阳中阴)

弦脉,端直以长(《素问》)。如张弓弦(《脉经》)。按之不移,绰绰如按琴瑟弦(巢氏)。状若筝弦(《脉诀》)。从中直过,挺然指下(《刊误》)。

弦脉在卦为震,在时为春,在人为肝。轻虚以滑者平,实滑如循长竿者病,劲急如新张弓弦者死。池氏曰:弦紧而数劲为太过,弦紧而细为不及。戴同父曰:弦而软,其病轻;弦而硬,其病重。《脉诀》言:时时带数,又言脉紧状绳牵。皆非弦象,今削之。

【体状诗】 弦脉迢迢端直长,肝经木王土应伤。怒气满胸常欲叫,翳蒙瞳子泪淋浪。

【相类诗】 弦来端直似丝弦,紧则如绳左右弹。紧言其力弦言象,牢脉弦长沉伏间(又见长脉)。

【主病诗】 弦应东方肝胆经,饮痰寒热疟缠身。浮沉迟数须分别,大小单双有重轻。

寸弦头痛膈多痰,寒热癥瘕察左关。关右胃寒心腹痛,尺中阴疝脚拘挛。

弦为木盛之病。浮弦支饮外溢,沉弦悬饮内痛。疟脉自弦,弦数多热,弦迟多寒。弦大主虚,弦细拘急。阳弦头痛,阴弦腹痛。单弦饮癖,双弦寒痼。若不食者,木来克土,必难治。

17. 革(阴)

革脉,弦而芤(仲景)。如按鼓皮(丹溪)。

仲景曰:弦则为寒,芤则为虚,虚寒相搏,此名曰革。男人亡血失精,妇人半产漏下。《脉经》曰:三部脉革,长病得之死,卒病得之生。

时珍曰:此即芤弦二脉相合,故均主失血之候。诸家脉书,皆以为牢脉,故或有革无牢,有牢无革,混淆不辨。不知革浮牢沉,革虚牢实,形证皆异也。又按:《甲乙经》曰:浑浑革革,至如涌泉,病进而危;弊弊绰绰,其去如弦绝者死。谓脉来浑浊革变,急如涌泉,出而不反也。王贶以为溢脉,与此不同。

【体状主病诗】 革脉形如按鼓皮,芤弦相合脉寒虚。女人半产并崩漏,男人营虚或梦遗。

【相类诗】 见芤、牢脉。

18. 牢(阴中阳)

牢脉,似沉似伏,实大而长,微弦(《脉经》)。

扁鹊曰:牢而长者,肝也。仲景:寒则牢坚,有牢固之象。沈氏曰:似沉似伏,牢之位也;实大弦长,牢之体也。《脉诀》不言形状,但云寻之则无,按之则有。云脉入皮肤辨患难,又以牢为死脉,皆孟浪谬误。

【体状相类诗】 弦长实大脉牢坚,牢位常居沉伏间。革脉芤弦自浮起,革虚牢实要详看。

【主病诗】 寒则牢坚里有余,腹心寒痛木乘脾。疝癥癥瘕何愁也,失血阴虚却忌之。

牢主寒实之病,木实则为痛。扁鹊云:软为虚,牢为实。失血者,脉宜沉细,反浮大而牢者死,虚病见实脉也。《脉诀》言:骨间疼痛,气居于表。池氏以为肾传于脾,皆谬妄不经。

19. 濡(阴)

濡脉,极软而浮细,如帛在水中,轻手相得,按之无有(《脉

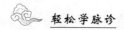

经》),如水上浮沤。

帛浮水中,重手按之,随手而没之象。《脉诀》言:按之似有举还无,是微脉,非濡也。

【体状诗】 濡形浮细按须轻,水面浮绵力不禁。病后产中犹有药,平人若见是无根。

【相类诗】 浮而柔细知为濡,沉细而柔作弱持。微则浮微如欲绝,细来沉细近于微。

浮细如绵曰濡,沉细如绵曰弱,浮而极细如绝曰微,沉而极细不断曰细。

【主病诗】 濡为亡血阴虚病,髓海丹田暗已亏。汗雨夜来蒸入骨,血山崩倒湿侵脾。

寸濡阳微自汗多,关中其奈气虚何。尺伤精血虚寒甚,温补真阴可起疴。

濡主血虚之病,又为伤湿。

20. 弱(阴)

弱脉,极软而沉细,按之乃得,举手无有(《脉经》)。

弱乃濡之沉者。《脉诀》言:轻手乃得。黎氏譬如浮沤,皆是濡脉,非弱也。《素问》曰:脉弱以滑,是有胃气。脉弱以涩,是谓久病。病后老弱见之顺,平人少年见之逆。

【体状诗】 弱来无力按之柔,柔细而沉不见浮。阳陷入阴精血弱,白头犹可少年愁。

【相类诗】 见濡脉。

【主病诗】 弱脉阴虚阳气衰,恶寒发热胃筋痿。多惊多汗精神减,益气调营急早医。

寸弱阳虚病可知,关为胃弱与脾衰。欲求阳陷阴虚病,须把神门两部推。

弱主气虚之病。仲景曰:阳陷入阴,故恶寒发热。又云:弱主筋,沉主骨,阳浮阴弱,血虚筋急。柳氏曰:气虚则脉弱,寸弱阳虚,尺弱阴虚,关弱胃虚。

21. 散（阴）

散脉，大而散。有表无里（《脉经》）。涣漫不收（崔氏）。无统纪，无拘束，至数不齐，或来多去少，或去多来少，涣散不收，如杨花散漫之象（柳氏）。

戴同父曰：心脉浮大而散，肺脉短涩而散，平脉也。心脉软散？怔忡；肺脉软散，汗出；肝脉软散，溢饮；脾脉软散，胻肿，病脉也；肾脉软散，诸病脉代散，死脉也。《难经》曰：散脉独见则危。柳氏曰：散为气血俱虚，根本脱离之脉，产妇得之生，孕妇得之堕。

【体状诗】 散似杨花散漫飞，去来无定至难齐。产为生兆胎为堕，久病逢之不必医。

【相类诗】 散脉无拘散漫然，濡来浮细水中绵。浮而迟大为虚脉，芤脉中空有两边。

【主病诗】 左寸怔忡右寸汗，溢饮左关应软散。右关软散胻胕肿，散居两尺魂应断。

22. 细（阴）

细脉，小于微而常有，细直而软，如丝线之应指（《脉经》）。

《素问》谓之小。王启玄言如莠蓬，状其柔细也。《脉诀》言：往来极微，是微反大于细矣，与《经》相悖。

【体状诗】 细来累累细如丝，应指沉沉无绝期。春夏少年俱不利，秋冬老弱却相宜。

【相类诗】 见微、濡脉。

【主病诗】 细脉萦萦血气衰，诸虚劳损七情乖；若非湿气侵腰肾，即是伤精汗泄来。

寸细应知呕吐频，入关腹胀胃虚形。尺逢定是丹田冷，泄痢遗精号脱阴。

《脉经》曰：细为血少气衰。有此证则顺，否则逆。故吐衄得沉细者生。忧劳过度者，脉亦细。

23. 伏（阴）

伏脉，重按着骨，指下裁动（《脉经》）。脉行筋下（《刊误》）。

《脉诀》言:寻之似有,定息全无,殊为舛谬。

【体状诗】 伏脉推筋着骨寻,指间裁动隐然深。伤寒欲汗阳将解,厥逆脐疼证属阴。

【相类诗】 见沉脉。

【主病诗】 伏为霍乱吐频频,腹痛多缘宿食停。蓄饮老痰成积聚,散寒温里莫因循。

食郁胸中双寸伏,欲吐不吐常元元。当关腹痛困沉沉,关后疝疼还破腹。

伤寒,一手脉伏曰单伏,两手脉伏曰双伏,不可以阳证见阴为诊。乃火邪内郁,不得发越,阳极似阴,故脉伏,必有大汗而解。正如久旱将雨,六合阴晦,雨后庶物皆苏之义。又有夹阴伤寒,先有伏阴在内,外复感寒,阴盛阳衰,四肢厥逆,六脉沉伏,须投姜附及灸关元,脉乃复出也。若太溪、冲阳皆无脉者,必死。《脉诀》言:徐徐发汗。洁古以麻黄附子细辛汤主之,皆非也。刘元宾曰:伏脉不可发汗。

24. 动(阳)

动乃数脉,见于关上下,无头尾,如豆大,厥厥动摇。

仲景曰:阴阳相搏名曰动,阳动则汗出,阴动则发热,形冷恶寒,此三焦伤也。成无己曰:阴阳相搏,则虚者动,故阳虚则阳动,阴虚则阴动。庞安常曰:关前三分为阳,后三分为阴,关位半阴半阳,故动随虚见。《脉诀》言:寻之似有,举之还无,不离其处,不往不来,三关沉沉。含糊谬妄,殊非动脉。詹氏言其形鼓动如钩、如毛者,尤谬。

【体状诗】 动脉摇摇数在关,无头无尾豆形团。其原本是阴阳搏,虚者摇兮胜者安。

【主病诗】 动脉专司痛与惊,汗因阳动热因阴。或为泻痢拘挛病,男人亡精女人崩。

仲景曰:动则为痛为惊。《素问》曰:阴虚阳搏,谓之崩。又曰:妇人手少阴脉动甚者,妊子也。

25. 促（阳）

促脉，来去数，时一止复来（《脉经》）。如蹶之趣，徐疾不常（黎氏）。

《脉经》但言数而止为促。《脉诀》乃云：并居寸口。不言时止者，谬矣。数止为促，缓止为结，何独寸口哉！

【体状诗】　促脉数而时一止，此为阳极欲亡阴。三焦郁火炎炎盛，进必无生退可生。

【相类诗】　见代脉。

【主病诗】　促脉惟将火病医，其因有五细推之。时时喘咳皆痰积，或发狂斑与毒疽。

促主阳盛之病。促、结之因，皆有气、血、痰、饮、食五者之别。一有留滞，则脉必见止也。

26. 结（阴）

结脉，往来缓，时一止复来（《脉经》）。

《脉诀》言：或来或去，聚而却还。与结无关。仲景有累累如循长竿曰阴结，蔼蔼如车盖曰阳结。《脉经》又有如麻子动摇，旋引旋收，聚散不常者曰结，主死。此三脉，名同实异也。

【体状诗】　结脉缓而时一止，浊阴偏盛欲亡阳。浮为气滞沉为积，汗下分明在主张。

【相类诗】　见代脉。

【主病诗】　结脉皆因气血凝，老痰结滞苦沉吟。内生积聚外痈肿，疝瘕为殃病属阴。

结主阴盛之病。越人曰：结甚则积甚，结微则积微，浮结外有痛积，伏结内有积聚。

27. 代（阴）

代脉，动而中止，不能自还，因而复动（仲景）。脉至还人尺，良久方来（吴氏）。

脉一息五至，肺、心、脾、肝、肾五脏之气，皆足五十动而一息，合大衍之数，谓之平脉。反此则止乃见焉，肾气不能至，则四十动一止；肝气不能至，则三十动一止。盖一脏之气衰，而他脏之气代至也。《经》曰：代则气衰。滑伯仁曰：若无病，羸瘦脉代者，危脉也。有病而气血乍损，气不能续者，只为病脉。伤寒心悸脉代者，复脉汤主之，妊娠脉代者，其胎百日。代之生死，不可不辨。

【体状诗】 动而中止不能还，复动因而作代看。病者得之犹可疗，平人却与寿相关。

【相类诗】 数而时止名为促，缓止须将结脉呼。止不能回方是代，结生代死自殊途。

促、结之止无常数，或二动、三动，一止即来。代脉之止有常数，必依数而止，还入尺中，良久方来也。

【主病诗】 代脉之因脏气衰，腹疼泻痢下元亨。或为吐泻中宫病，女人怀胎三月兮。

《脉经》曰：代散者死。主泄及便脓血。

五十不止身无病，数内有止皆知定。四十一止一脏绝，四年之后多亡命。三十一止即三年，二十一止二年应。十动一止一年殂，更观气色兼形证。

两动一止三四日，三四动止应六七。五六一止七八朝，次第推之自无失。

戴同父曰：脉必满五十动，出自《难经》；而《脉诀》五脏歌，皆以四十五动为准，乖于经旨。柳东阳曰：古以动数候脉，是吃紧语。须候五十动，乃知五脏缺矢。令人指到腕臂，即云见了。夫五十动，岂弹指间事耶？故学者当诊脉、问证、听声、观色，斯备四诊而无失。

二、四言举要

（宋南康紫虚隐君崔嘉彦希范著，明蕲州月池子李言闻子郁删补）

脉乃血派	气血之先	血之隧道	气息应焉	其象法地
血之府也	心之合也	皮之部也	资始于肾	资生于胃
阳中之阴	本乎营卫	营者阴血	卫者阳气	营行脉中
卫行脉外	脉不自行	随气而至	气动脉应	阴阳之义

气如橐籥　血如波澜　血脉气息　上下循环　十二经中
皆有动脉　惟手太阴　寸口取决　此经属肺　上系吭嗌
脉之大会　息之出入　一呼一吸　四至为息　日夜一万
三千五百　一呼一吸　脉行六寸　日夜八百　十丈为准
初持脉时　令仰其掌　掌后高骨　是谓关上　关前为阳
关后为阴　阳寸阴尺　先后推寻　心肝居左　肺脾居右
肾与命门　居两尺部　魂魄谷神　皆见寸口　左主司官
右主司府　左大顺男　右大顺女　本命扶命　男左女右
关前一分　人命之主　左为人迎　右为气口　神门决断
两在关后　人无二脉　病死不愈　男女脉同　惟尺则异
阳弱阴盛　反此病至　脉有七诊　日浮中沉　上下左右
消息求寻　又有九候　举按轻重　三部浮沉　各候五动
寸候胸上　关候膈下　尺候于脐　下至跟踝　左脉候左
右脉候右　病随所在　不病者否　浮为心肺　沉为肾肝
脾胃中州　浮沉之间　心脉之浮　浮大而散　肺脉之浮
浮大而散　肺脉之浮　浮涩而短　肝脉之沉　沉而弦长
肾脉之沉　沉实而濡　脾胃属土　脉宜和缓　命为相火
左寸同断　春弦夏洪　秋毛冬石　四季和缓　是谓平脉
太过实强　病生于外　不及虚微　病生于内　春得秋脉
死在金日　五脏准此　推之不失　四时百病　胃气为本
脉贵有神　不可不审　调停自气　呼吸定息　四至五至
平和之则　三至为迟　迟则为冷　六至为数　数即热证
转迟转冷　转数转热　迟数既明　浮沉当别　浮沉迟数
辨内外因　外因于天　内因于人　天有阴阳　风雨晦冥
人喜怒忧　思悲恐惊　外因之浮　则为表证　沉里迟阴
数则阳盛　内因之浮　虚风所为　沉气迟冷　数热何疑
浮数表热　沉数里热　浮迟表虚　沉迟冷结　表里阴阳
风气冷热　辨内外因　脉证参别　脉理浩繁　总括于四
既得提纲　引申触类　浮脉法天　轻手可得　泛泛在上

197

如水漂木	有力洪大	来盛去悠	无力虚大	迟而且柔
虚甚则散	涣漫不收	有边无中	其名曰芤	浮小为濡
绵浮水面	濡甚则微	不任寻按	沉脉法地	近于筋骨
深深在下	沉极为伏	有力为牢	实大弦长	牢甚则实
幅幅而强	无力为弱	柔小如绵	弱甚则细	如蛛丝然
迟脉属阴	一息三至	小驶于迟	缓不及四	二损一败
病不可治	两息夺精	脉已无气	浮大虚散	或见芤革
浮小濡微	沉小细弱	迟细为涩	往来极难	易散一止
止而复来	结则来缓	止而复来	代则来缓	止不能回
数脉属阳	六至一息	七疾八极	九至为脱	浮大者洪
沉大牢实	往来流利	是谓之滑	有力为紧	弹如转索
数见寸口	有止为促	数见关中	动脉可候	厥厥动摇
状如小豆	长则气治	过于本位	长而端直	弦脉应指
短则气病	不能满部	不见于关	惟尺寸候	一脉一形
各有主病	数脉相兼	则见诸证	浮脉主表	里必不足
有力风热	无力血弱	浮迟风虚	浮数风热	浮紧风寒
浮缓风湿	浮虚伤暑	浮芤失血	浮洪虚火	浮微劳极
浮濡阴虚	浮散虚剧	浮弦痰饮	浮滑痰热	沉脉主里
主寒主积	有力痰食	无力气郁	沉迟虚寒	沉数热伏
沉紧冷痛	沉缓水蓄	沉牢痼冷	沉实热极	沉弱阴虚
沉细痹湿	沉弦饮痛	沉滑宿食	沉伏吐利	阴毒聚积
迟脉主脏	阳气伏潜	有力为痛	无力虚寒	数脉主腑
主吐主狂	有力为热	无力为疮	滑脉主痰	或伤于食
下为蓄血	上为吐逆	涩脉少血	或中寒湿	反胃结肠
自汗厥逆	弦脉主饮	病属胆肝	弦数多热	弦迟多寒
浮弦支饮	沉弦悬痛	阳弦头痛	阴弦腹痛	紧脉主寒
又主诸痛	浮紧表寒	沉紧里痛	长脉气平	短脉气病
细则气少	大则病进	浮长风痫	沉短宿食	血虚脉虚
气实脉实	洪脉为热	其阴则虚	细脉为湿	其血则虚

缓大者风	缓细者湿	缓涩血少	缓滑内热	濡小阴虚
弱小阳竭	阳竭恶寒	阴虚发热	阳微恶寒	阴微发热
男微虚损	女微泻血	阳动汗出	阴动发热	为痛与惊
崩中失血	虚寒相搏	其名为革	男人失精	女人失血
阳盛则促	肺痈阳毒	阴盛则结	疝瘕积郁	代则气衰
或泄脓血	伤寒心悸	女胎三月	脉之主病	有宜不宜
阴阳顺逆	凶吉可推	中风浮缓	急实则忌	浮滑中痰
沉迟中气	尸厥沉滑	卒不知人	入脏身冷	入腑身温
风伤于卫	浮缓有汗	寒伤于营	浮紧无汗	暑伤于气
脉虚身热	湿伤于血	脉缓细涩	伤寒热病	脉喜浮洪
沉微涩小	证反必凶	汗后脉静	身凉则安	汗后脉躁
热甚必难	阳病见阴	病必危殆	阴病见阳	虽困无害
上不至关	阴气已绝	下不至关	阳气已竭	代脉止歇
脏绝倾危	散脉无根	彤损难医	饮食内伤	气口急滑
劳倦内伤	脾脉大弱	欲知是气	下手脉沉	沉极则伏
涩弱久深	火郁多沉	滑痰紧食	气涩血艽	数火细湿
滑主多痰	弦主留饮	热则滑数	寒则弦紧	浮滑兼风
沉滑兼气	食伤短疾	湿留濡细	疟脉自弦	弦数者热
弦迟者寒	代散者折	泄泻下痢	沉小滑弱	实大浮洪
发热则恶	呕吐反胃	浮滑者昌	弦数紧涩	结肠者亡
霍乱之候	脉代勿讶	厥逆迟微	是则可怕	咳嗽多浮
聚肺关胃	沉紧小危	浮濡易治	喘急息肩	浮滑者顺
沉涩肢寒	散脉逆证	病热有火	洪数可医	沉微无火
无根者危	骨蒸发热	脉数而虚	热而涩小	必殒其躯
劳极诸虚	浮软微弱	土败双弦	火炎急数	诸病失血
脉必见艽	缓小可喜	数大可忧	瘀血内蓄	却宜牢大
沉小涩微	反成其害	遗精白浊	微涩而弱	火盛阴虚
艽濡洪数	三消之脉	浮大者生	细小微涩	形脱可惊
小便淋秘	鼻头色黄	涩小无血	数大何妨	大便燥结

须分气血　阳数而实　阴迟而涩　癫乃重阴　狂乃重阳
浮洪吉兆　沉急凶殃　痫脉宜虚　实急者恶　浮阳沉阴
滑痰数热　喉痹之脉　数热迟寒　缠喉走马　微伏则难
诸风眩运　有火有痰　左涩死血　右大虚看　头痛多弦
浮风紧寒　热洪湿细　缓滑厥痰　气虚弦软　血虚微涩
肾厥弦坚　真痛短涩　心腹之痛　其类有九　细迟从吉
浮大延久　疝气弦急　积聚在里　牢急者生　弱急者死
腰痛之脉　多沉而弦　兼浮者风　兼紧者寒　弦滑痰饮
濡细肾着　大乃肾虚　沉实闪胁　脚气有四　迟寒数热
浮滑者风　濡细者湿　痿病肺虚　脉多微缓　或涩或紧
或细或濡　风寒湿气　合而为痹　浮涩而紧　三脉乃备
五疸实热　脉必洪数　涩微属虚　切忌发渴　脉得诸沉
责其有水　浮气与风　沉石或里　沉数为阳　沉迟为阴
浮大出厄　虚小可惊　胀满脉弦　土制于木　湿热数洪
阴寒迟弱　浮为虚满　紧则中实　浮大可治　虚小危极
五脏为积　六腑为聚　实强者生　沉细者死　中恶腹胀
紧细者生　脉若浮大　邪气已深　痈疽浮数　恶寒发热
若有痛处　痈疽所发　脉数发热　而痛者阳　不数不热
不疼阴疮　未溃痈疽　不怕洪大　已溃痈疽　洪大可怕
肺痈已成　寸数而实　肺痿之形　数而无力　肺痈色白
脉宜短涩　不宜浮大　唾糊呕血　肠痈实热　滑数可知
数而不热　关脉芤虚　微涩而紧　未脓当下　紧数脓成
切不可下　妇人之脉　以血为本　血旺易胎　气旺难孕
少阴动甚　谓之有子　尺脉滑利　妊娠可喜　滑疾不散
胎必三月　但疾不散　五月可别　左疾为男　右疾为女
女腹如箕　男腹如釜　欲产之脉　其至离经　水下乃产
未下勿惊　新产之脉　缓滑为吉　实大弦牢　有证则逆
小儿之脉　七至为平　更察色证　与虎口纹　奇经八脉
其诊又别　直上直下　浮则为督　牢则为冲　紧则任脉

寸左右弹　阳跷可决　尺左右弹　阴跷可别　关左右弹
带脉当决　尺外斜上　至寸阴维　尺内斜上　至寸阳维
督脉为病　脊强癫痫　任脉为病　七疝瘕坚　冲脉为病
逆气里急　带主带下　脐痛精失　阳维寒热　目眩僵仆
阴维心痛　胸胁刺筑　阳跷为病　阳缓阴急　阴跷为病
阴缓阳急　癫痫瘛疭　寒热恍惚　八脉脉证　各有所属
平人无脉　移于外络　兄位弟乘　阳溪列缺　病脉既明
吉凶当别　经脉之外　又有真脉　肝绝之脉　循刀责责
心绝之脉　转豆躁疾　脾则雀啄　如屋之漏　如水之流
如杯之覆　肺绝如毛　无根萧索　麻子动摇　浮波之合
肾脉将绝　至如省客　来如弹石　去如解索　命脉将绝
虾游鱼翔　至如涌泉　绝在膀胱　真脉既形　胃已无气
参察色证　断之以臆

附录 B　李治民先生脉学金口诀

发明脉,是先贤,去芜存精几度研,纲举目张明如镜,此篇执简可御繁。

切脉法,有真传,二十八脉不一般,浮沉迟数四纲脉,各脉分属要精研。

有些脉,浮沉兼,浮统五脉要明勘,沉含四脉重方得,浮中沉里四脉焉。

浮脉:浮轻取,重按无,浮如木在水中浮,浮而有力多风热,浮而无力是血虚。

沉脉:沉重按,脉才显,如石投水必下潜,沉而有力为冷痛,沉而无力是虚寒。

迟脉:迟脉来,一息三,脉来极慢记心间,迟司脏病或多寒,虚实之间仔细研。

数脉:数脉来,息六至,脉来快速用心记,浮沉虚实须分别,君相之火不同治。

虚脉:虚脉形,皆无力,浮大而软无根砥,脉虚身热为中暑,气虚正亏身无力。

实脉:实脉形,大而长,三候充实力最强,新病见实邪气盛,久病见之病主殃。

滑脉:滑脉状,颇费猜,如盘走珠应指来,宿食痰热胸中满,女脉调时应有胎。

涩脉:涩脉状,刮竹形,细迟短滞似欲停,血少津枯气血痹,女人非孕即无经。

洪脉:洪满指,似波澜,来时虽盛去悠然,洪主病进邪气盛,胀满胃反治颇难。

微脉:微如丝,按若无,欲绝非绝微脉呼,五劳六极诸虚病,猝病有生久难图。

紧脉:紧如索,是脉形,拘急弹指切如绳,寒伤内外病主痛,浮沉表里要分明。

缓脉:缓四至,是脉形,从容和缓号为平,或因脾虚风湿病,是病非病仔细评。

濡脉:濡脉形,浮柔细,水面浮棉弱无力,产后病中见犹可,平人无根须忧虑。

弱脉:弱脉形,沉柔细,如棉在水力不济,阳气衰微精血虚,老人犹可少壮忌。

长脉:长迢迢,过本位,指下按之柔为贵,长主心肾根本壮,长大急硬火之罪。

短脉:短缩缩,喻如龟,藏头缩尾脉中推,短主诸病皆难治,盖因真元气多亏。

芤脉:芤脉形,中间空,芤脉按之软如葱,火犯阳经血上溢,热伤阴络下流红。

弦脉:弦脉形,脉挺然,弦脉端直似琴弦,弦应肝胆痰饮痛,大小单双分轻重。

散脉:散脉候,浮而乱,中候渐无按不见,产为生兆胎为堕,久病逢之魂欲断。

细脉:细脉候,细如线,沉取极细终不断,忧劳过度气血亏,湿邪郁结也常见。

伏脉:伏脉状,仔细求,下指推筋着骨头,气郁寒凝食内结,欲吐不吐邪闭由。

动脉:动脉跳,数在关,无头无尾豆形园,动脉主病痛与惊,少阴动甚妊子焉。

革脉:革浮取,脉绷急,革脉形如按鼓皮,女人半产并崩漏,男人营亏或梦遗。

牢脉:牢沉取,脉坚强,牢形实大合弦长,积聚内结寒疝痛,奔豚疝癖气为殃。

促脉:促脉数,时一止,如马急行偶失蹄,炎炎火盛亡津液,喘嗽狂斑毒最急。

结脉:结脉缓,时一止,结脉形状记心里,疝瘕郁结寒气盛,情志不遂也致之。

代脉:代脉止,不即还,良久方来是真传,久病见代病难治,孕者生兮痛者安。

疾脉:疾脉来,躁而急,脉来一息七八至,亢阳无制真阴竭,喘促声嘶病危矣。

注:该口诀摘自《光明中医杂志》1987 年第 3 期,原著为吉林省已故老中医李治民先生,由李维贤、李维学整理。李治民老先生享年 86 岁,行医 61 载,此为其课徒之作,读起来朗朗上口,便于记忆,适用于初学者学习。